中井久夫講演録

統合失調症の過去・現在・未来

中井久夫　考える患者たち

高 宜良　胡桃澤 伸［著］

森越まや［編］

ラグーナ出版

はじめに

本書は、統合失調症を深く探究した精神科医中井久夫先生（以下中井）が、患者や家族、一般の方々に向けて行った講演と、その詳細な解説、さらに講演録を読んだ患者の手記と精神科医との対話を収録した。中井の言葉を道標として、患者、医療者がともに考え、〝統合失調症〟の新たな概念をつくりだす試みである。

中井が一般の方向けに行った講演の記録は、多くはない。

第一章の講演「統合失調症の過去・現在・未来」（「第一七回こころの健康のつどい」兵庫県尼崎市保健所主催、二〇〇三年）は、これまで未発表であった。講演では、前年二〇〇二年に行われた病名変更にも触れて、中井の歴史的・治療文化的な壮大な思索が平易な言葉で語られる。その後視点を一人ひとりの日常に移して、症状への対処や日々の過ごし方などやわらかな回復への道が示される。

統合失調症は誰もがなりうる病であるのに、誤解や偏見が長く続いた。一九六〇年代、日本では民間の精神科病院が続々と建てられ、その後収容ともいわれる長期入院が当たり前となった。「精神病は治らない、一度入院したら退院できない」との誤解は根強く、希望が見出せないでいた。

そんな時代に、中井は「本来統合失調症は、治りにくい病気ではない」と書いた。悲観論に陥らず、「自然回復力を妨害せず、患者の自尊心を再建する治療」を貫いた。「その人の人柄に則して治療をしていく」ことを大事とし、「現れている症状に目をとらわれずに、その人自身をみること」、「統合失調症の人が持つ優しさや生の喜びを感じ取る心の生ぶ毛を大切にして病抜けすること」を治療の大前提とした。中井の治療思想は、治療者としてよりもまず人としての礼節を問うものであり、患者への一つの言葉、一つの行為、関わりの全てを治療とする臨床作法とも呼ばれて医療者の必読書となっている。

講演の注と解説を執筆した高宜良氏（以下高）は、長く中井の外来に同席した。高は、中井から「目の前にいる人に接するときの心構えと、その人の縦断的な流れの中で見立てる眼差しを教わった」という。ある時、中井は「人生は幸福と不幸でできているのではない、出来事でできているんだ」と語った。高は、今もその意味を考え続けている、という。人は、きれい事では片付けられないさまざまな出来事の中にその人なりの生の意味を見出していく。中井はその作業の傍らにそっと寄り添う存在であった、と回想する。高の解説の中で蘇る中井の言葉は臨場感に溢れ、いっそう生き生きと心に響いてくる。

第二章は、講演録を読んだ〝考える患者たち〟が、それぞれの病の体験から回復の経過などを記した。考える患者たちとは中井の命名であり、統合失調症を抱えながら働くラグーナ出版の社員である。

考える患者たちは、中井の言葉を納得しながら吸収し、病に折り合いをつけられるようになったと感じている。

編集会議で「本を通して伝えたいこと」を話し合ったとき、「病気をしたって生きているんだ、患者だって生きているんだ、ということを伝えたい」とあるメンバーが即答した。

第三章では、講演を読んで、考える患者たちが問いを立てた。高と、同じく中井の医局で研修を受けた胡桃澤伸氏（以下胡桃澤）が問いに答えている。

胡桃澤は中井の膨大な著作からひとつ選ぶなら『抵抗的医師とは何か』を選びたい、と書く。一九六〇年代に楡林達夫の名で世に出され、複写版が読み継がれたという。文章は残念なことに今も輝きを失っていない。

「そうして、抵抗的医師であるためには、あなたが何らかの思想にもとづく革命家である必要はありません。

あなたが近代的医療をほこる日本で、その谷間にはさまれて、それにあたいする治療を受けずに死んでいった誰彼の顔を思い浮かべ、また『体制』による『殺人』のひそかな、怯懦な目撃者（共犯者）であった体験をもち、それを痛切なものと感じているならば、それは、最高の動機です」（『日本の医者』日本評論社、二〇一〇年）
本書の講演から二〇年がたとうとしている今、患者がのびのびと力を発揮できる社会になっただろうか。安心して治ることができる社会を築けたであろうか。

昨今では、医療の標準化を目指して治療のマニュアル化がすすみ、入院中の隔離拘束は増え続け、中井が「医者の心が壊れていくよう」と表した電気ショック療法も日常的に行われている。患者その人自身と向き合う余裕も持てずに、臨床の現場を急ぐ。「回復を妨害せず自尊心を再建する治療」とはかけ離れた治療を強いられるとき、医療者自身の尊厳も奪われているのではないか。

今ここで、ともにこの時代を生き抜く者として、病を抱えて生きている方々の声に耳を傾けたい。中井がしばしば触れるように、患者たちは語らずとも内面に、人への優しさ、世界への親しみ、人生を味わう感覚、向き合う人の善良さを引き出す力を持っている。そして病の経験は、世に棲む力、はたらく（傍を楽にする）力となって平穏を紡いでいることを、考える患者たちの存在が証してくれている。

もとより治療に一つの正解があるわけはなく、患者、家族、支援者の三者がそれぞれの経験知を持ち寄り、呼吸を合わせて回復の道を進んでいくのだと思う。

本書が、これらすべての方々の心の平和を築く一助となりますよう願っています。

中井久夫先生にはかけがえのない希望と力をいただき心より感謝いたします。

編者　森越まや

統合失調症の過去・現在・未来——目次

はじめに ——3

第一章　講演　統合失調症の過去・現在・未来　中井久夫 ——11

注と解説　高宜良

第二章　講演を受けて語る 統合失調症の実体験　考える患者たち ——103

病名変更の影響／統合失調症の特徴／回復の阻害要因と対処法／回復を促すもの

第三章　講演の理解を深める 患者と医師の対話

考える患者たち／高宜良・胡桃澤伸 ——127

謝辞——あとがきにかえて ——173

付録——仕事のみならず、一般に生活再開に当っての助言 ——177

第一章

講演　統合失調症の過去・現在・未来

中井久夫

注と解説　高宜良

第一七回こころの健康のつどい　講演記録

日　時　二〇〇三年二月一三日（木）　午後一時半～四時

場　所　すこやかプラザ多目的ホール　兵庫県尼崎市

講　師　中井久夫教授（甲南大学文学部人間科学科）

テーマ　統合失調症の過去・現在・未来

主　催　兵庫県尼崎市保健所

主催のあいさつ

皆さん多数参加していただいてありがとうございます。こころの健康のつどいは、心の病気について正しく理解してほしいという願いをこめて年一回開催しています。今日は中井先生に、統合失調症、昔でいえば精神分裂病という病気について、現在の知見を披瀝していただくために来ていただきました。障害者の方が地域でできるだけすこやかに暮らしていただけるように配慮していけることを知るためにも講義を役立てたいと思っています。それでは中井先生よろしくお願いします。

講演をするのは一年ちょっとぶりでございます。実は病気をやりまして。

あいさつでも触れられましたように、皆さんいろいろなところからわざわざこの問題のためにおいでになったということは想像に難くない。つまり、単なる好奇心で来られている方はあるとしても少ないと思います。

自戒の言葉

「君看ずや双眼の色語らざれば愁いなきに似たり」[1]

芥川龍之介が読んだのですけれど、これは私が精神科医をしている間、常に自戒の言葉でありました。

病名の変更

さて、二〇〇二（平成一四）年八月に、（精神分裂病から）統合失調症という病名に変わったわけですが、これについては家族会の主導ということもあったんですけれども、その後、精神科医側からの説明がそれほどないのではないかと思います。私が書いたものは四回くらい掲載されたのでお目にとまったかもしれませんけれど[2]、あまり他の医師は書かないようです。これはどうしてかというと、どうも使い慣れた言葉のほうがいいのかもしれません。

（病名の変更は）「早発性痴呆→精神分裂病→統合失調症」。つまり早発性痴呆の前は、病名はなかったのです。というか、病気としての認識はなかった[3]。躁病とうつ病から成り立つ気分障害は少なくとも二一〇〇年

の歴史があります。(4)

病名はどこに注目するか

でも、この前まで分裂病といわれていた病気は、二〇世紀になってから初めてひとつの病気としてまとまったものです。ではそれまでは、それなしでやってこられたのか。どこに注目するかというのは医師のまなざし、目のつけ方であり、社会の目のつけ方であり、社会が困る、本人が苦しむ、というポイントでありますから、それまでは、躁病かうつ病かのどちらかに分けていたのですね。実は三〇年前まで東京女子医大だけは分裂病というものはないと言っていた。躁病かうつ病かに分けていまして、それでもやれないことはなかったのです。(5)

精神病院の起源

最初にこういう病気が見つかったのは、ヨーロッパで精神病院ができた時です。それまでは、精神病院というものは無くて、働かない人、売春婦であるとか犯罪者、その頃は刑務所ではなくて流刑ですね、どこか遠くの島に送るまでの「待ち」の人、それからいろいろな精神病等、そういう人をごちゃごちゃに収容していたんです。中で赤ちゃんが生まれたり、皆で菜園を耕して黒字になった、というのが一八世紀のこと。(6)

大量収容の始まり

一九世紀になってから、人間を大量に収容する、集めて何かするという営みが始まります。これは、ナポレオンが初め手をつけたのですがね。それまでは戦争のたびに雇い兵を集めていたのが、国民徴兵制度というものを発明します。だからナポレオンはあれだけヨーロッパ全土を侵略していったのですね。それまでは兵隊というのはいざという時だけでてきたのです。国民全部じゃない。外国人が多い。特に、ヨーロッパで一番貧しかったスイス人がいろいろな国の兵隊に雇われています。だから郷愁病、ホームシックというのはスイス人の兵隊でも非常に重大な病気だったのです。

流刑者の収容

次は流刑者ですね。それまでは流刑、島送りが多かったのだけれども、刑務所というものを作ってその中に収容するようになった。これも新しいのですね。ちょうど二〇〇年位前ですか。

次に病院というものを作った。精神病院だけではありません。特にフランスでは皮膚科の病院や精神疾患の病院(卒中の人であるとかその他神経疾患ですね)で、一〇〇〇ベッドくらいの病院というのはついこの間までありました。その中で精神病院というものもできてきたわけです。まずドイツが真似をする。そしていろいろなところが真似をして、最後に二〇世紀になってから日本も真似するわけですが、そういう薬も何もないところに患者さんを入れていた。

病院が病気をひとくくりにする

そういうところで何十年も経って、初めてこういうひとくくりの病気ができた。こういう病気をひとくくりにすることが可能になったのですね。

共通性によってまとめる

最初は早発性痴呆という名前をつけたのです。これはたいへん抵抗のある名前だと思いますけれども。「早発性」というのは、若いときに始まるという意味ですね。そして最後は一種の痴呆に陥る。普通の痴呆とは違って、「社会性のない痴呆」であるとかいろいろ議論はありましたが。こういう定義のもとに、それまで三つか四つの病気であったものをひとつにまとめたのですね。これも二〇世紀。ちなみにその三つか四つの病気が抽出されたのが、ちょうど日本が明治維新、フランスと戦って勝ったドイツと、統一されたイタリアの、日独伊の統一前後ですね。このように共通性によってひとつにまとめようとしたのは二〇世紀にはいってからなのです。これはクレペリンという人が言ったわけです。しかし、痴呆にならない人もあるではないかという異論が当然出てきたのですね。それから痴呆になるまで診断がつかなければ最後のほうになってやっと診断つくではないかというもっともな意見が出て、痴呆という条件をなくそうという意見が出てきた。この名前は一九六〇年、四〇年前くらいまでは年配の先生方は使っていらっしゃったでしょうね。

Schizophrenia

それに対して、分裂病という言葉は翻訳語であります。早発性痴呆も訳語でありそれほど問題がなかったわけですけれども。分裂病の原語はSchizophrenia という。これを決めたのがブロイラーという人。

去年（二〇〇二）八月に統合失調症と決まるまでは、スキゾフレニアという分裂病の原語 Schizophrenia のカタカナ読みと、クレペリン・ブロイラー病というのと、統合失調症、この三つが候補として出たわけです。

「スキゾ」と「フレニア」

「スキゾ」というのは「分かれる」という意味。「分裂」というのは少しきつい訳語ではありますけれども。「フレニア」というのはむしろ「感情」に近いんじゃないかと思うのですけどね、横隔膜という意味。魂は横隔膜に宿ると。ギリシアのころは、心というのは、横隔膜にも宿る、頭にも宿る、心臓にも宿る、いわば「心あちこち説」でありましたから、そのひとつです。「分裂した横隔膜」と、直訳すればそうなるのですけれども、まあ心のひとつと考えていい。ただフレニアというのは心の全てではないですね。

誤解されやすい病名

分裂病という言葉は翻訳語としたら間違いとはいえない。ただ、どぎつい。私自身も学生時代というか医学部へ入るまでに、戦後画期的なフランス語からの翻訳本を見たときは、初めは分裂病というのは二重人格かと思いました。そういう誤解をされやすい。

スキゾフレニアと原語で用いますと国際的には通用しますけれども、なにしろ長いし、なんのことかわからない。日本というのは病名が一般の人にわかるようについているという点ではちょっとめだった国ですよ。胃潰瘍といったらわかりますよね。しかしPeptic Ulcerといわれても、ふつうわからないと思うんです。日本も捨てたもんじゃない。

クレペリン・ブロイラー病は、らい病をハンセン氏病と改名したのと同じで、発見者の名前を借用したのですけれども、これは実は鶏肉を売っている組合から反対が出ました。ブロイラーというのは、売れ行きに影響すると思ったのかもしれませんけれども、ちょっとやめてくれと。

病名の捉え方の変化

それで統合失調症が浮かび上がった。これに対して、なんのことだかわからないという意見がむしろ専門家から出てきました。ただ、病名は、病気のどこかの特徴をとらえてつけるか、呪文みたいな名前にするか、どっちかでしょう。で、この病名はなかなかよくできていると思うんです。というのは、今、言葉の説明をしたのは、捉え方が変わってきたのがひとつ。社会の捉え方、医者の捉え方。もうひとつは病気の具体的な性格が変わってきたということですね。社会の見かたもそれに従って変わってきたでしょう。

つまり早発性痴呆という、痴呆という名がつけられていたときは、最後はそういわれても無理はないような患者さんが多かったです。ただ、ちょっと違うとは思ったんですが。私自身インターンのときに精神病院に実習にいったのですけれども、驚いたのは、廊下にまでびっしり患者が立っているという状態があります。で、患者さんは皆ただ立っているかというとそうじゃない。私どもが廊下を歩くとぶつからないのですね。さーっと距離をとって、振り返るとまた閉じている。なにか海の底の海草のなかを歩いているようでありました。本当は患者さんは崇高な手段を持っているのだ、と、そんなことを感じました。これは男子病棟です。

女子病棟は、実は女子のほうが一般的には軽いんです、いろいろ男女差がありますけれども。女子病棟はその頃からにぎやかでありました。もっともこれはなにもこの病気だけではありません。老人病棟もそうです。ところで、痴呆という言葉は差別的な言葉だといわれたのですが、老人性痴呆という病名はなにも変えようとしないままです。私の行く手にはこの病気がある確率で存在するであろうということを考えると、もうちょっと考えて欲しいと思うのですけれども（※二〇〇四年、「認知症」に名称変更）。この老人病棟でも男子のほうは本当に静かです。ご飯食べていらっしゃる方でも壁の方を向いて食べておられる。話もほとんどしない。女子はそれなりに盛り上がっているわけです。不思議ですね。医者、というより医療研究者、医療社会を研究している人に聞いたら、アメリカでは差が無いというのですね。どうも日本のある時期を反映しているのかどうなのか、日本の男性というのはなに病であっても孤独なのかなぁと思います。やはり男子のほうがしんどい、ということがどうもあるようですけれども、女子の方はじゃあ私はしんどくないのかと…ま

「統合」は〃知〃〃情〃〃意〃をまとめること

〃知〃――知的なものをまとめる

考えが湧いてきてまとまらない

あこれはそうきちんと「語らざれば憂いなきに似たり」です。

さて、「統合」とはなんぞや、ということですが、私の理解はまとめていく力ということであります。何をまとめていくかというと〃知〃〃情〃〃意〃の三つだと思うんですね。

〃知〃というのは、考えの障害、思考障害といいますけれども、そうじゃなくて、知的なもののまとまりがよくない。

初期にはむしろ考えがどんどん湧いてくるのですね。湧いてきてまとまりきれなくなる。それからどんどんスピードが速くなる[7]。

人間の頭なんてものはだいたい同時に七プラスマイナス二、つまり五個から九個くらい以上のことをまとめていくのはたいへんです。七つ道具であるとか、知恵の七柱であるとか、七つという言葉がよく使われるのは、どうも、私たちの脳の都合らしい。同時に七つ以上のことを考えられないようになっているのですね。脳の考えることは何百とあるではないかと皆さんは思われるかもしれないけれども、七つのことを思い浮かべて、そのうちのひとつをまた七つに分けるということはできるのです。ダーッと何十何百ということを並列して考えることはできない。

実は病型分類というものも脳の都合でできているのじゃないかと私は思っております。性格の分類とか。人間の性格を七つに分けられる、八つ前後に分けられるということは特に深く考えられてのことではないと思います。ですけども、性格の分類が八つ以上あっても使えないですね。病型分類でもそうなんです。

病型分類は脳の都合

〝情〟、感情。感情をまとめるということも、難しいです。もともとブロイラーは、分裂病と名づけた病気の気質のなかで、相反した感情が同時に存在していると言った。たとえば、憎いけど好きだ、とかですね。これはアンビバレンスといって一般用語にもなっているのですが、これはしかし分裂病の人だけじゃありませんよね。二〇〇〇年前のローマの詩人カトゥルスは、「私は憎みかつ愛する」と片思いの女性に対して言っています。「どうしてそうなんだと君は聞くが、私の言えるのはただ苦しいということだけだ」と。ローマの詩人のなかで心情を訴えた詩を書いているのはカトゥルスという人です。ひとりだけと言ってもいいかもしれないくらいです。私の好きな詩人です。(8)

〝情〟——感情をまとめる

〝意〟、意志、何をしたいか、何をしたくないか、自分の欲することを

〝意〟——意志、自分の欲することをまとめる

するのに何をどう順序立てていけばよいか。これはなかなか誰にとっても難しいことです。

無理してまとめようという努力

統合失調症の統合というのはこれらを無理にでもまとめようとする。心の中からあるいは外界からの圧力が高まってきたときに、無理してまとめようという努力が病気の前にしばしば見られます。

基本的に人間は情

知情意といいますけれども、私の友人で精神科医じゃない、むしろ脳の医者として名のある人[9]がいますが、「基本的に人間は情である」と、「知とか意とかは情の大海に浮かぶ舟、中で泳ぐ魚に過ぎない」と言っていてですね、「我々は情、心を軽くみている。これは精神科医以上に責任を感じなくてはいけない」と。測れるものは知のみです。意志とか情は測れない。そして測れないものを軽くみるというのは科学のたいへん困ったところです。測れないということと、重みが少ないということとは違います。

情と意は測れない

病気の前、発症以前

無理にまとめようとするというのも、そういう心の状態がずいぶんいけないとは言いませんけれども、実際に病気の前には成績も上がったり、「今まで半分眠っていたようである」、「急にものごとがわかった」とか[10]、

「失調」というのは回復しうる

知情意をまとめようという共通の目的

時には、（精神科の）病気になるかわりに脳炎で亡くなった中原中也という有名な詩人がいますけれども、彼の日記のなかに、「宇宙の真理すべて了解」ということが書いてあります。[11] そういう感じになることすらある。「失調」というのはバランスを失したことですね。「失調」という言葉とそうじゃない病名との区別は、「失調」というのは回復するということです。バランスを失ったということですから。

そして「統合」という言葉。これは知情意をまとめようということですから、患者さんにも家族にも医者にも共通な目的を与えてくれる可能性があります。私が精神分裂病という診断を受けたら、どうしていいかわかりません。家族もおそらくわからんでしょう。医師はどう指標がわりになってくれるのでしょうか。私は「統合失調症」という言葉を日本が世界に先駆けて採用したということは、先見性があると思います。国内の精神科医はあまり反対を示していませんから、すべての新しい精神科の本は「統合失調症」を採用しています。そういう点では右へ倣えみたいなところはわが国らしいなとは思いますけれど、また、形容詞をどうしたらいいのか、そんなことを考え出したらきりがありませんけれども。

まとまりを回復する

「失調」というのは回復しうる。それを回復するということはまとまりを回復することであり、こういう新鮮な表現であると思います。

幻聴は統合失調症を特徴づけるものではない

ここで忘れてはならないことは、幻聴というものに患者さんは悩まされますけれど、また周りの人も悩まされますけれども、統合失調症を特徴づけるものではないということです。アルコールをたくさん飲まれる方が、意識障害と幻覚（まぼろしですね）を起こされることを振戦性せん妄という名前で呼びますが、こういうときにも幻聴があります。それから、思春期のときに聞こえてもいいんです。その他、いろいろな場合に幻聴はおこります。

思春期の場合には、なにか空のかなたから自分の名前を呼ばれていると思っているような、いってみれば空耳に近いものです。振戦性せん妄の場合はもっと現実的ですね。だいたい幻覚も、おまわりさんが捕まえに来るとか、汚いゴキブリがその辺にいっぱい這っているとか、ネズミが走り回っているとか、なぜか非常に現実的なものが多いですね。

幻聴の四つの段階

では、統合失調症の幻聴はどういうものかといいますと、これは、私はだいたい四つの段階に分けております。一つずつの症例はどういうふうに始まるかということですが、これは急に始まるものと、ゆっくり始まるものとがあるのです。比較的ゆっくり始まるもの、どちらかというと週から月の単位で始まるくらいのものを頭に置いてみましょう。

目覚め過ぎる

第一段階　覚醒が上がる

最初はですね、考えがまとまらなくなってくるという状態ですけれど、それと同時に、目覚め過ぎるという感じになります。目覚め過ぎというのはどういう状態かというと、これは航空管制官においてみられる状態で彼らはSnow（スノウ）という名前で呼んでいますけれど、覚醒度数Ⅳ度ですね。頭が真っ白になっている状態で、この頃「パニクっちゃって頭が真っ白になった」なんて普通の言葉になっていますけれど、これは頭にたいへんな負担がかかってくる。

人間の目覚め度はⅠからⅣ度までに分けられますが、第Ⅲ度が普通ですね。普通の目覚め度です。こういうふうに話していても聞いていられますね。まあ時々、ハッと思ったり、「何かしゃべってるわい」「ちょっと眠いな」とか、「もういいかげんにやめなさい」とか、ちょっとくらい注意が逸れるかもしれない。まあそういうふうに思っているのが第Ⅲ度です。

ときに、今二時でしょうか、人類の半分以上は昼寝している時ですから。(笑)中国の人は一二時から二時まで昼寝するんですね。中国からきた医者がこちらの医者は昼寝しないのかと聞くので、患者さんがいるから昼寝は無理だというと、いや中国では患者さんも待合室で昼寝していると。(笑)

アンテナが過敏になる、ささいな兆候を先取りする

第Ⅳ度の覚醒度になるとアンテナが過敏になるという感じですね。ですから事の重要性がわからない。親しみのもてることが、すごく危なく危険性をはらんでいるような気がする。ある意味、危機に陥ったときってそうじゃありませんか? ささいな兆候といったものを、先取り、先案じして考えてしまう。事の大小、優先順位がわからなくなってくる。それから、ぽかっと穴があいたみたいに、記憶がぽかっと抜けてしまう、といったことがおこります。これを積み上げるのは、心では不安であり生活では不眠ですね。そこにプレッシャーがかかってくる。すると、悪

頭が真っ白になる、ぽかっと抜ける

循環が起こりますでしょ。プレッシャーがかかると眠れなくなる。三方ケ原で家康が武田勢に負けたときに、彼は浜松城に戻ってお茶漬け食って昼寝しちゃったそうですけれども、そういうことができるのは達人しかいない。負けたときは眠れなくなるのが普通でしょう。

昔、山登りをしていた時言われたことですが、「道に迷ったと思ったらさっさと雪洞を掘って寝てしまえ。よく眠った頭では判断が正確にできる」と。道に迷ったときはだいたい人間の頭は真っ白になるもので、その状態で道を探したらますます訳がわからなくなって、すぐそこに山小屋があるのに凍死している例がけっこうあるのです。そういうことです。このあいだ二人の子どもさんが亡くなっていますが、ウサギとかシカとか、動物好きな子どもさんだったようなので、最初追いかけていったのでしょうね。そして気が付いたとき自分がどこにいるかわからなくなった。一面に雪が降っていたそうですから。それで力尽きたんだろうと思います。スイスの話に、十字路を通るときにわからなくなって間違って氷河のほうに行ってしまって、これは幸い救われたんですけれども、そういう物語もございます。

病院で診療していたとき、私のところへ駆けつけようとして、どうしてもバスの行き先がかわって到達できないと言ってこられた患者さんもありますけれど、この場合ぽかっと抜けているんだと思います。

雑音に意味が見えてくる

これが第一段階です。第一段階で覚醒度が上がりますと、雑音に意味が見えてくるんです。幻聴についても、「ただの雑音、かすかな音が時々ねじれて言葉になるのです」ということをある方が言われたことがあるんです。これで始まるのでしょう。

第二段階　頭の中が騒がしくなる

その次、だんだんどうなってくるかというと、第二期は頭の中が騒がしい、頭がやたら忙しい、こういう感じがするんです。私も二晩寝ないでいたら三日目に頭の中が騒がしくなりました。これはいかんと思って、この病気に使う薬を一錠服んだら一五分してから止まりました。ただそれから四五分、だから服んでから一時間までは考えることができなかったです。

薬はリセット

それで私は、時計を合わせる時もリセットするわけだから、一度止まるんだと、リセットされるんだとわかったわけですが、薬を服むときにはこれを患者さんに教えなければいけないと。私は研修医に言うのですが、最初に薬をあげるときはできたら一時間ほどそばについていなさい、ついておれなくてもどこに連絡したらいいかということは言っておきなさいと。精神科では薬をとってきてもらってから待合室で待っていてもらったことがあります。特に、これは大事だという薬は。薬を服まなくなってしまった人は、「あの薬を服んだら白痴にされてしまった」という。これはリセットなんです。

薬を恐れつつ求める

薬というものは、効いたらこわいです。効く薬というものはきっと力があってこわいものだろうと思う。効かない薬は飲んでもしょうがない。じゃあ何を飲んだらいいのかということになりますけれども。人間は薬にあこがれ欲しがる、ということを英国のある有名な内科医が言っていますけれども、これは半面ですね。恐れつつ求める。求めて恐れる。そういうのが人間の心です。それは、私たちが、あるいは家族の方が、人間というのはそういうものだよということを説明しなくてはいけません。

薬の飲み心地

実際は、ちゃんと効かない薬のほうが恐ろしいです。ぴたっと合った薬というものは水を飲んでいるみたいです。私は必ず薬の飲み心地を患者さんに聞きます。「水みたいである」とか、「どこか楽になってきましたね」というふうになってきた薬を尊しとします。漢方薬の場合は、生物の薬ですから、合っている薬は、苦い中にもどこか甘味があり舌になじみのあるものだと私は思っています。漢方薬が合っているかどうかの最後の試験は、私は一服取り寄せて舐めてもらい、私も舐めます。そういうことは重要です。

本人と家族と医師、三者の呼吸

薬というものは、治療者と患者さんとのあいだに正しい受け答えがされて初めて、効くものなのです。そして、家族の方もそれをご理解いただくということが大事です。病院にいた時にいつも、「この病気は将来どうなるのですか」ということを家族から聞かれました。本人もおられる前で、「それはおそらく、ご本人と家族と医師と、呼吸が合うかどうかによって大きく違うだろう」と答えていたのです。実際私はそう思っていますし、これは重要なことです。

頭の中がざわざわする段階というのは、ある哲学者の書簡集(12)に、「幽霊たちのざわめき」という表現があります。「幽霊たちのざわめきが少し減りました。だから私はまた勉強をやらなければいけません」そういうようなことを書いています。

第一段階と第二段階との間

第一段階と第二段階との間には一線があります。この間である事件[13]が起こったのです。決定的な病気がここで始まります。

病気の始まり

病気が始まった当初というのは、世界中が、宇宙が叫び出したようだと言う人もあるようです。世界が善悪二つに分かれて戦っているなかに、なぜか否応なしに巻き込まれて振り回されるという感覚ですね。今のアメリカとイラクとの関係に巻き込まれている感じに一番似ていますなぁ。ああいう感じだと言っていいと思います。そのほか、世界の責任が自分にかかってきて、指を動かしただけでひょっとしたら世界を壊してしまうんではないかと、だから身動きできなかった[14]と、動かないでずっと立っているようなタイプの方はそう感じていられる。私も直接聞いておりますし、よく見たらこれはギリシアの文献にもあります。

だんだん言葉になる

そういう世界全体が叫びだす時期というのは、全体からみるとそんなに長くはありません。これがだんだん言葉になってきて、最初はうわごとのように繰り返し頭に思い浮かぶ言葉になっていくということになります。特にふたつの方向、ひとつは安全を脅かす言葉ですね。「死ね」とか「殺すぞ」とかいう言葉と、もうひとつはおだてるような言葉、たとえば松下幸之助から百億円贈られることになっていると、それをもっと短い言葉で「百億円贈るぞ」というふうに言います。とにかく意味のある言葉でひとつふたつにまとまってくるようです。

仲間はずれにされる恐怖

それからどうなるか。それからどうなるかはふたつありまして、ひとつは消えるのです。だんだんパワーが落ちてきて、もう死ねとか殺すぞとか生死にかかわることを言わなくなります。あれはやはり、社会というか共同体というかそういうものから放り出されたくないですね。仲間はずれにされるという恐怖がどこかにありますでしょ。それが言葉になって出てくる。

他人の言葉として聞こえる

自分の考えとして考えるととても恐ろしいから、他人の言葉として聞こえてくるのだと思います。こういう声は、外から誰かが、誰かははっきりしないけれども、直接頭に働きかけているということであって、普通に会話しているのとは明らかに区別できます。

他の、自分以外の人が同じ事を言うのを聞いた患者さんは、「そんな馬鹿なことはありませんよね」と私に言うわけです。「それで、あなたの場合は？」と尋ねると、「だけど、私のは本当なんです。」と言われます。実感は理屈より強いです。これは誰だってそうです。実感は常に理屈より強い。

実感は常に理屈より強い

消えるときの消え方は、パワーが弱まります。もう殺すと言わなくなって、だんだん内容が変わってきますね。いろいろな変わり方がありますけど。ののしることがだんだんなくなってくる。差別語がなくなってきて、最後は、チック程度の癖のようになってしまう。ちょっと不愉快だけど平和共存するという形になります。

平和共存するという形

我々人間というのは年取ったら何割かの人は耳鳴りがしていますけれど、それと同じことなんですね。というのは、実は頭の中では血液なんかもどんどん循環していますし、もともと内臓なんかもやかましいです。その音を消すためのシステムがあるから、我々は頭の中が静かだと錯覚しているのです。だって、ドキドキドキドキ血液が流れているのですから。脳の体積の三分の一は血管なんです。そして血液は常に脳で動いて

もともとやかましい体の中

います。その音を消しているのです。我々は、いろいろな考えが音になって聞こえる方が正しいのかもしれませんが、それではあまりにわずらわしいから消しているのかもしれないです。

幻覚妄想は夢に入らない

私は妄想にしろ幻聴にしろ患者さんの一番つらいことだと思っていました。実はそうじゃないのです。駆け出しの頃、どうして幻覚妄想が患者さんの夢に入らないのかというふうな素朴な疑問を持ちました。患者さんの夢を聞くことは時としては危険なのですけれども、「夢を見るかい」と言うことくらいはいいのです。「この頃夢を見るか」と。人間、なにかあったときは夢をよく見ますから、治りかけのときは夢が多いです。その夢の中にどうして妄想が入らないのかということなんですね。これは、もっと科学的な先生が、夢を見ているかどうかは脳波でわかりますから、夢を見ているたびにたたき起こすという実験をやったわけです。賛成してくれる人にですけれど。それで、患者さんの夢を集めたものがあるのですが、なるほどちょっと寂しい夢が多いのですが、妄想が夢に出ることはありませんでした。病気か病気でないかという点では、そもそも寝ている間というのは、精神については良い状態なのでしょうね。

夢に入ればしめたもの

感覚のフラッシュバック

ですけれども夢には入ってこない。

そういうことを聞いていたら、「いや、入ってきました、入ってきました」という人が出てきましてね。声が夢のなかで聞こえたというのです。「で、昼間は?」と聞き返したら、「あ、そういえば昼間はなくなっていますね」という。なんか夢が吸い取ってくれたみたいです。夢に入らないのは夢の働きが悪くなっているのかわかりませんけれども、とにかく、夢に入ればしめたものである。時には、幻聴が弱ってきたら、「ひょっとして夢に入ったら教えてね。それは消える前兆だよ」ということだけ言っておいたほうがいいと思います。(15)

そういう消え方をする人と、癖のように残る人とあります。地震のときにたいへんな体験をされた方も多いかと思いますが、何かの時にそれが求めていなくても生々しく蘇るという、フラッシュバックという現象があります。フラッシュバックだと、普段はまぼろし、幻視ですね。視覚が多いとされていましたけれども、この間の地震(阪神淡路大震災)は午前五時四六分ですから、私も寝ておりましたので、揺さぶられ体験がフラッシュバックです。何の体感のフラッシュバックが起きてもいいのであって、聴覚であってもいいという気がします。何かの機会にダンプカーが通ると飛び上がるというのは、私の親しい友人でもありましたね。そういう聴覚であってもいいのです。統合失調症の方が（回復し、統合失調症による幻聴が消えたあと、）フラッシュバックだけが残る、という人もあるのに気づきました。

入院のときの鍵が閉まる音

一番簡単な例でいうと、だいたい病気は治ったのですけれども、「入院のときの鍵が閉まる音だけはいつも耳の底に残っています。」という人がいる。つらい体験ですね。私は鍵の音をたてないで閉めるという実務に熟達しておりましたが。一般病棟でも鍵をかけるということはあります。手術直後の人がふっと外に出て行って行方不明になったという悲しい事実もあるのですから。ですけど、何も鍵をかけなくたって、いろいろな方法はあります。

フラッシュバックは心の傷の後遺症

どう違うかということは、よく聞くとわかります。フラッシュバックは、特定の人がある時に過去に起こったこと、たとえば鍵をかけるとか、高校の教師にさんざん怒鳴られたとか、父親になにか咎められたとか、過去のことだとわかっていることが、なぜか今生々しく出てくる。そういう点で違いますね。普段ずっと思っていること、たとえば、仲間外れにされたらどうしようとか、差別されたらどうしようとか、殺されかけたらどうしようとかいうようなことは、ある特定の時から起こったことじゃないですよね。そういう内容は、どこか心の底に外にはあまり出したくないけど沈んでいるものです。それは、フラッシュバックではなく、必ずしも統合失調症ではないにしても、まぼろしの声だと思います。それに対して、いつどこで誰がやったということがわかっているのだけれど、なぜかそれが今頭のなかで響くというのは、外傷、心の傷の後遺症ですね[16]。

傷を特に負いやすい時期

統合失調症の方というのは、一般に、とにかく傷つきやすい時期があるのですよ。我々みな、生きている上で多少の傷というものはあるかもしれません。二〇歳を過ぎて心の傷のない人間がどこにいるだろうか、という詩がフランスにあります[17]。それも当然ですけれども、傷を特に負いやすい時期があるということを考えると、この病気の方が社会との関わりを滑らかにしていく上で、できるだけ傷を負わせないということは非常に重要なことであると思います。

精神科医になったのは

精神科医もいろいろ社会から叱られながら、この半世紀やってきたわけですけれども、精神科医の態度も変わりました。私の一〇年先輩の方々は、精神科医になるということには家族の猛反対にあいました。せっかく医者になったのにどうして精神科医になるのだと。結核とハンセン氏病と精神科の医師になるというと、せっかく医者という世間から特権的だと思われている資格を得たのに、どうしてそういうところへ行くのだと叱られて、親から説教されたという方は非常に多いです。逆に言えば、気の毒な救いのない方、世間から忘れられている人たちのために、自分の一生を捧げようという方もありました。

実際、私は精神科医になったのは三五歳のときです。六年間は他のことをしていました。その頃、ポリオが日本に最初に入ってきたので、その当時日本にポリオの専門家はひとりしかいなかったのですね。それも引揚者みたいな地位の低い人でした。一九六〇年に医師資格をもらった私はウィルスの問題というのは大事だと思いました。私はウィルスのことを専門としていたのですけれども、対象のウィルス、ポリオは、はたとなくなってしまったのですね。上の人とけんかして破門されたという

電気ショック

緊張病、カタトニー

こともありますけれど、そういうわけで私、精神科医になりました。最初からおまえは精神科に行くはずだったと同級生は言うんですよ。「おかしい」と。

しかし考えてみたら、私の友人を学生時代に母校の精神科に連れて行ったことがあるんですけれども、その頃は電気ショックが主でした。電気ショックは今でも使われていますが、かけるのがつらいですね。何か医者の心が壊れていくような気がしまして。かけずにどれだけやれるかということを考えてきて、まぁ、かけずにやれて来ました。偶然かもしれませんけれども。[18]

私の（精神科）実習のとき、身体を非常に不自然な格好で、ときには股の間に顔をつっこんで向こう側を向いているような格好で長いこと過ごしていられるような方がおられました。その間、まったく周りからの働きかけに反応しないのです。[19]こういう人こそ最重症であり統合失調症の本質であると考えていたのに、実はこれが薬で一番ほどけたものであって、一番早く治ってしまうんですけれども、どこの病院にいってもそういう人がいました。天安門事件の直後に中国の反体制家が中国の精神病院の実情を写した写真集を日本で出版していますけれども、その中にも一部見られる。一九六〇年代には普通だった。ただそういう患者さんの周りで悪口を言ったドクターはあとで恥をかかなければなりませんでした。（反応しない状態が）解けたとき「先生、あなたは私についてこういうことを言ったでしょ」と正確に言われるのです。全部覚えておられるので不謹慎なことは言うなということです。ともかくそういう方が昔はおられた。今はどこかへ行かれたのか少なくなった。死んだわけではないと思います[20]。

癌やリウマチとの関係

なぜか不思議ですけど、患者さんで癌で死んでいるという人も少なくて、風邪が流行ることもなかったと思います。これはなぜかわかりません。今は癌も風邪も一般の人と変わりません。当然です。あれはなんだったんだろうと思います。スイスの一番古い歴史の本にも精神病患者に悪性腫瘍は極めてまれとあります。今のところ、統合失調症と仲の悪い病気はリウマチです。リウマチの人は他の人よりもある率で統合失調症になりにくいということで、なってしまえばそれはそれなりなんですが私の患者さんでリウマチになられたら急に精神症状がよくなられた人もあります。

薬で症状を抑えられたままの慢性患者さん

それからだんだん慢性患者さんが多くなってきました。特に薬で症状を抑えられたままずっときた人。

早期発見早期治療

実際は、早期発見早期治療ということが叫ばれてきました。結核でもそうですけれども。ただ早期の意味が変わってきました。私が卒業した頃は三年以内を早期と言っていたんです。そのうちに一年以内になり、三ヶ月以内になりました。私もさすがに経験は少ないのですけれども、失調をおこしてから、私は駆けつけるんですけれども、そういう方にお話をして、応急処置をして、もしこれで眠れなかったら明日私の信頼するドクターを紹介しますと。そのまま寝ておられたら明後日でもいいですよと。こういう一五分とか、長くても二日以内（に処置を受けた方）は治りが非常にいいですね。

ゆっくり始まる方、家族に聞いてもどこから始まったかわからないという方、家族はやっぱりひいき目に見ます。これは家族は冷静に見ていられません。私自身でもそう思います。ですから無理ないんですけれども、どこから始まったかわからないという方はちょっと難しいですね。

難しさがあります。やさしさもありますけど。

私が経験しなかったこと、私が賛成できないことはしゃべりにくいですね。ですから、私の見解を話させていただきますが、この病気で一番難しいのは何であるか。幻聴でもありません。じゃあ妄想か。妄想というのは正面から取り組んで勝てるものではない。論破できるものではない。実感は論理より強いです。じゃあどうするか。妄想はいらなくなったらかさぶたのようにとれていく。理屈で解けるというよりは環境と心、情で解けるのでしょうね。いらなくなったら消えます。埼玉県の精神科の病院からの報告ですけれども、隔離室というか保護室に入っていた女性の方ですが、外から宮城道雄の「春の海」という琴が聞こえてきたところ、ぽんっと抜けたという報告があるんですね。そういうこともあるのです。ただ、隔離室に春の海が聞こえるというほどにはやさしい病院であったということはいえるのでしょうね。

妄想は環境と心、情で解ける

妄想をしゃべっていらっしゃるときの声の調子と、普段の声の調子とはキーが違います。妄想をお話しになるときは、抑揚がありません。数学の証明のようです。私は内容よりもこの声の調子でわかります。もし、

話すときの声の調子

一番恐ろしいものは話せない

妄想的なことが深い抑揚で語られたら、それは何かその人の真実とつながっているのだと。たいていのことは本当はつながっているのですけれど、そのつながっている臍の緒はそうそう見えるものではありません。

妄想や幻聴というものは周りの人に語れます。話せないものがあります。それが一番恐ろしいです。

私が精神分裂病の患者さんについて、どのように解き明かしどのように解釈していくかということについていくつか発表したときに、私自身が病気を経験したはずであるという意見が学会でけっこうありました。ある時、精神科医であって病気を経験した方から招待をうけました。「おまえのはかなりいい線いっているけれどもひとつ書き落としていることがある。おれのところに一晩泊まるなら教えてやる」と。私は彼の家に一晩泊まって話を聞きました。彼はずいぶん良くなっていて、精神科医として働いていたのです。精神科医がそういう病気じゃ困るのではないかと皆さん思われるかもしれないけれども、今はともかく、私の頃は精神科医になる人というのは二つありました。一つは自分自身の精神的危機を経験した人、もう一つは家族や友人に精神科の病気を経験した人。

たいていこの二つだったのです。で、その彼の話を聞いて、ああそうか、と思ったのです。これは、アメリカでは忘れられている精神科医、サリヴァン、彼が自分の著作に書いていることでした。ただ、彼はこのことを好奇心にあふれた精神科医の前にさらしたくない、と友人に言っていたそうで、彼が著作のなかでわざとばらばらに書いています。おそらく患者さんであった人に克明にその情景を描かせていますけれども、それは高い波にさらわれていく人であったり、奈落に落ちていく人であったり。[21]

それは恐怖なんです。患者さんの心の底には非常に深い恐怖があったと私は思います。その恐怖というのは、突然空が開いて宇宙の底が見えたような、同時に奈落が足元で開いたような、そういう感じになる。すべての人がそうじゃありません。ただ自分の安全が守られない、保障されていないという感じはつきまとうものらしいですが。

なぜ恐怖がこんなにわからなかったのか。サリヴァンは自分自身が病気を経験した方です。この恐怖を、好奇心に富んだ輩に知らせたくない。まあそういう気持ちもあるのですけれども、もうひとつ精神科医からすると、恐怖というのは誰でも体験するものである。時には恐怖をお金を出して買う人までいる。バンジージャンプというものまでありますね。それまでにもジェットコースターとかいろいろあった。恐怖というのは正常心理と続いているものだから医療的なものではないだろうと思われていたのでしょう。だけどどこかで人間の心理というのはつながっているものです。

私の友人は言いました。「このときに味わった恐怖(幸いにして短時間だそうですけれど、それによる心の傷というのは非常に後まで残る場合があるといっていいと思います)に比べれば、幻聴や妄想なんてなんていうこともないんだよ」と。おそらくそうであろうと思います。

何に対する恐怖かというと、何に対するといっているうちは、本当の恐怖じゃないんですね。

自己→対象

こちらに自分がいて、こっちから対象を見る、(つまり)「自己→対象」。対象について考えるわけでしょう。幻覚にせよ妄想にせよ、世界の一部なのです。考えることができるわけです。宇宙全体ではないです。対象化できるというのは、一般的には健康です。正体を見たらこわくないでしょう。「幽霊の正体見たり枯れ尾花」といいますね。

恐怖は対象化できない

対象化というのは、愉快ではないけれども、声になったり考えになったりしたら、それについて考えるか少なくとも語ることができる。一方恐怖というのは対象化できない。自分の身にふりかかるものです。圧倒的で押さえつけられるようなもの、考えることすらできません。この恐怖が自分の心の中から起こっているのか外からくるものなのかわからないと、私の友人の手記にはあります。友人の言っていることは掛け値のないことだと思います。

恐怖と不安

ところで、恐怖と不安とは区別しにくい。不安とは未来に対するものであり、さらに、不安は対人関係が主体となっておこるということも言われてはいるが、心の中ではひとつになってしまっています。

ある期間、この恐怖が蘇ってくることがあります。

幻覚や妄想が発作的に起こる

幻覚や妄想が発作的に起こることを患者さんは「発作」と訴えていました。[22] こういう「発作」は、ある種の薬で一時的にせよ消えますし、幻覚や妄想に朝から晩までとらわれているわけではありません。症状を日記につけていた患者さんがありましたが、その日記も日にちが間でとんでいる。我々も同じことをずっと考えつづけるということはありません。どんな熱烈な恋愛でも、相手のことを朝から晩まで片時たりとも忘れず考えつづけるということはありません。

夕方は魔の刻

　時々蘇る恐怖に対しては、薬は効きにくい。いずれも午後に多く、特に、四時～七時の間が多いようです。たぶん、昼間の力が使い尽くされて、まだお休みモードにはならないという時なのでしょう。昔から「逢魔が刻」といいます。患者さんからそういうことを訴えられたときは、「八時まで待って、まだ恐怖があったら電話してきて」と言うようにしていました。八時になって電話してくる人はほとんどありませんでした。

症状を忘れる

　症状というものは、医者や周りが訊くと思い出すものです。三〇年前、どうしても症状が治らない人がいました。内科からまわってきた人で、よく聞くと、回診の前に症状をすべて聞き出していたのですね。それでは治らない。症状があるかないかいちいち確かめていたら、忘れられず、症状は消えません。

「病圧」が減った時

　もうひとつ、本当に幻覚や妄想にとらわれているときは患者さんは語らないものです。語りだすときは「病圧」が減ってきた時だと思っていい。

黙ってそばにいる

恐怖に対しては、黙ってそばにいる、ということが大事です。患者さんのそばに三〇分でも黙って居るということは大事。そのときは虚心坦懐で、「良くしよう」という心はなくすことが必要です。[23]

症状がなくなっても安心か

幻聴が消えそうだというとき、「どんなに嫌なものでも別れたら寂しいものだ。なくなっても本当にやっていけるのか」と患者さんに訊きます。「本当になくなってもいい。もう聞き飽きました」とそう患者さんが言ったら、「それなら、消えるかも知れない」という。症状というものは、なくなっても安心して生きていけるようになれば消える。薬で一時的に消すこともできるが、症状は害虫のように消すものではないと思います。

恐怖を消すためのスリル

恐怖を消すことができるのは、スリルだけです。目を瞑って非常階段を駆け下りるとか、中二階から飛び降りるとかいったようなことです。患者さんの犯罪は多くはありませんが、あるとしたら、きっかけはそういうことではないかと思います。

知り合いの方に患者さんがおられても、症状について軽々しく訊くことは勧められません。そういうことは信頼関係がないと話せないことですし、また家族だからこそ知らなくてもいいこともあります。
最後に、自然回復力について。

自然回復力について

この病気にならずにすむのはどうしてだろうか。人類の一％がこの病気になる、どの国でも率が変わらないというのはたいへん不思議なことです。遺伝病ではない。遺伝病というのはもっと偏ったもので、ある地域とかある島とかに限定されます。この病気の人はチャーミングな人が多い。何か本来は人間にプラスになっている因子が何らかの働きで病気になったとしか思えない。癌の因子もそうですね(24)。

自然回復力というものは、患者さんと話していて、髪の毛の艶とか服装をみていてもわかります。回復途上、女性が美しくなるときもあります。

自然回復力、我々はなぜ病気にならないか、そして、なりかけのときにそれが一生懸命働いて、しかも及ばずして病気になっていくのだということについて、私の考えを述べてみます。

睡眠

一に睡眠

睡眠が健康であってこの病気になった方を私は一人も知りません。一日の三分の一寝るということは、昼間ちらかしたものを夜片付けていく。グリム童話の小人。休んでいる間に、部屋を片付けてくれる。それが眠りなんです。

目覚め心地を重視すべき

睡眠には副作用はありません。私は睡眠をいちばん重く見ます。ただし内科医ではありませんから、何時間必要ということではない。目覚め心地というものが非常に重要なんです。私は、精神科医は目覚め心地を重視すべきであると思う。眠りの心の面です。

眠り心地から目覚め心地へ

最初は「眠れない」それから、「いくら眠っても眠った気がしない」となります。それから「いくらでも寝ていられる、なかなか起きられない」となってきます。そうなったら今度は目覚め心地に中心を移します。眠り心地から目覚め心地へですね。やっぱり「目覚め心地があまりよくない」という状態からだんだんと「さわやかに目覚めるときがあります」となっていきます。病気の人でなくても、いつもさわやかに目覚めるなんていうことはないでしょう。

夢

夢は昼間の心残りのやり直し

次には夢ですね。夢というのは、昼間心残りでつじつまの合わせられなかったことをやり直しているのです。試験の夢を見る方がけっこうあるといいます。私の頃は入試地獄なんてなかったから、試験の夢は見たことがないのですけれども。試験の夢を見るときは何かの問題にぶつかっていることが多いです。毎日同じ夢を見るというのは、自分は気づかないけれども、何かいくら押しても解決しない問題に取り組んでいるのかもしれない。そういうときはひょっとしたら、開かないドアを押しているけれども本当は後ろに入り口が開いているかもしれないと考えてみてもいいのじゃないか。

悪夢の時

病気の直前というのは、似たような夢を見ながらだんだん内容が悪くなっていきます。悪夢というのは夢のなかでは処理しきれなくなって、夢から放り出されるものです。その時に自律神経系もまきこんで、心臓がどきどきしたり、汗びっしょりになったりしますね。

夢の健康さは「お話変わって」

夢の健康さというのは、夢というのは「お話変わって」ということがあるでしょう。追い詰められたと思ったらぱっと花園に出たり、またぱっと海のなかになったり。そういうふうに「お話変わって」ということが多いほど健康な夢だと私は経験的に思います。お話変わらなかったら、やっぱりどんな夢でもどんどん悪い方へ行きます。患者さんの夢でも良くなってきたら「お話変わって」が出てきます。これに休止符という名前をつけた人がいます。[25] いろいろな曲も休止符があって別の曲になる。夢はだからちょっと副作用がありますね。

身体の病気は休むチャンス

身体の病気

次は身体の病気です。身体の病気になると否応なしに休めるじゃないですか。そして実際統合失調症になられた方でも体の病気になるということはひとつのチャンスなんです。[26] 私は八人の患者さんが、いわゆる盲腸、虫垂炎になられたのを経験しています。私が手術室の中まで付き添った七人は、それをきっかけとして格段によくなられました。ひとりだけ急患が他にあったために付き添えなかった人は良くならなかったです。やはり麻酔から目覚めたときに孤独の中で醒めるのじゃなくて、傍らに、ちょっと頼りないかもしれないけど見知った顔があるということは違うのでしょう。ただ、それだけじゃない。体温が三八度五分を越えたときしばしば（精神科の）薬は要らないのです。手術の直後もしばしば要らないのです。これはまだ答えがないことですが、経験的には精神科医だったら誰でも知っていることです。

うつ病になられる方というのはその前に胃潰瘍になっておられる方がありますね。脳は（他の臓器とは違い）、血液（に包まれているの）ではなく、身体に包まれている。脳は血液に直接は接していないのです。間に脳脊髄液というものがあって、神経細胞はそこを通して栄養をもらっています。そのように身体の部分を犠牲にしてでも頭を守ろうという働きがきっとあるのでしょう。

回復初期は身体の病気になりやすい

じゃあチフス菌を注射してチフスになったらいいのかというと、どうも人工的にやったら駄目みたいですね。何かタイミングがあって、実際回復の初期は身体の病気になりやすいです。[27]

月経が止まったとき

ついでに申しますと月経も止まります。重症の方はしばしば月経は正常です。月経が止まったという時、ひょっとしたらよくなるきっかけかもしれないと私は言います。全部が全部そうじゃありませんけれども、顔色変えて薬を変えるとかする前に、成り行きを見る。

円形脱毛症

女性のほうが多いといわれる、円形脱毛症といって一〇円貨大に毛が抜けるという病気がありますね。あれは、女性の人のほうが髪の毛をよく点検されるから見つかりやすいだけであって、男性もなります。同じです。皮膚科の先生に話したら、「あれは非常に治りにくいもので何年もかかります」ととりあってくれません。しかし、回復の途中では三週間くらいで治るのですよ。一度見せてくれとか言われるが、そういうとき、他の先生呼んできて写真とったりするのは好きではないので、そういう事実をちょっと書いただけですけども。身体の病気です。できたら十銭禿げくらいですむといいと思うのですね。これは短期間で治るのですから。皮膚科の先生方に言わせると、それが主な病気であると何年も治らないと。

血圧と眼圧

不思議なものですね。高血圧になったり、またこれは測るからですけれども眼圧が上がったりします。眼圧が上がるのはどういう意味かというと、この方の場合は再発の前に眼圧が上がるものですから、眼圧が上がったときだけお薬を使ってくいとめることができました。ただもともと眼圧が上がりやすい体質だったのか、今七〇いくつかですけれども、ある時失明されました。

失神

それから長らく考えたのですが、どうしてそんなに恐怖があるときに失神しないのか。あまり怖いときは失神しますよね。なぜ失神しないのか、なぜ夢に出てこないのか。病院の医師が五〇人くらい集まっているときに患者さんが失神した例を経験された方手を上げてくださいといったら、半分くらい手を上げられました。

頭だけでストレスを受け止める

私は二例知っています。一例は私の担当患者、一例は私の友人の担当患者で直接は見ていない。私の例の場合はお母さんが亡くなられた。私は真実を告げるのです。それに耐えられないくらいだと治療しているとはいえないでしょうね。真実は、結局、どうして知らせてくれなかった、と言うよりはずっといい。私は「お母さんが亡くなられたのですよ」と言い、哀悼の意を表したのです。彼は平然として「嘘でしょう」と言い、すっと立ち去ったのですが、まもなく向こうの患者さんが失神して痙攣していますということを伝えてこられました。もうそのときには回復していたのですが、なにか頭だけでストレスを受け止めているという感じがしました。

二〇年ぶりの外泊

私の友人のケースの場合には、昔のことですから、二〇年間くらい家族が外泊を認めなかった方があるのです。それでなんとかお願いして外泊していただいた。そうしたら彼は意外なものをみたのです。自分の部屋が自分の立ち去った二〇年前のままきれいに残っていて、陰膳もずっと据えられてきた。これは本当にしんとすることですね。でも彼には強すぎたのでしょう。平然と見ておられたけれども、病院に戻られてから、痙攣発作を起こしてついに止まらなかった。亡くなられた。こういうことです。患者さんが入院されるとき、その品物をどうしておいたらいいかということを聞かれるときは、「そうですね、ふろしきに包んで捨てないでおいてください」と言うことを申し上げます。陰膳というのは考えてみたら亡くなった方に据えることもありますね。戦争中は出征中の父親のために据えたものですけれど。

死

まれながら死ぬということも時にはありました。今は薬がありますから死ぬということはありませんが、一九七〇年くらいには全国で三〇〇人くらいの方が亡くなっておられたようです。これは高熱を出して、四二度を越えると戻らないものですから、亡くなられる。[28] 幸いにして今はだいたい救命できる。これは身体の最後の防衛戦が行き過ぎた反応を示しているのです。こういうふうに身体は防衛戦を張っている。

身体の最後の防衛戦

回復は、睡眠↓便通の順

回復の時も、まず睡眠が良くなり、そして便秘が治っていく。私は便秘のことばかり訊いていたので、「便秘医者」と呼ばれていたのですけれど、便秘というのは身体の緊張を現していますからね。ご質問があったら便の形までお話ししてもいいくらいですけれど。（笑）

そして夢がよくなる

それから夢が良くなるのです。毎日違った夢を見られるのですが、夢の内容が全体としてだんだん良い方へ変わります。最初は荒地をブルドーザーで耕しているというのが、稲を植え、そして実りの田んぼになっていく。一年かかったですが、そういう方もおられました。その間にわけのわからない夢も見ているわけですが。夢というのは全部わかることじゃありません。夢っていうのは昼間の未解決の問題を解こうとしていると同時に、解決したら忘れるものです。夢を見たことがないと言う人は多分問題が解けているのでしょう。それと同時に解けないところだけ残りますから、いわば食べ物のしがみ滓（「しがむ」は、何度も噛んで味うという意味の、関西の一部の方言）のようなものが残るのでわかりにくいのだろうと半分は思います。もう半分は、内容を都合よく変えているためにもともとの形がわからなくなっているのだろうと思うのですけどね。

回復のときの特徴

それから風邪ひかれたり、時には血圧を上げられたり。そういうことをきちんと記録してある病院にいたということは私は幸せなことでした。特徴としては突然熱を出す、突然下痢をする、そして突然最大限に達してまた突然ぱっと止まるのです。こういうのが回復のときのひとつの特徴だと思います。

「ひとつ絵を描いてみましょう」

たとえば、絵を描く。最初の頃、急に回復した時はなにか元気が出るのですね。それで、そういうときに私が、「じゃあひとつ絵を描いてみましょう」と言う。

皆さんは子どもさんが万一患者さんであるときはこういうことをやられないほうがいいです。親子関係というのはこんなテストしあう関係によって壊れます。私も自分の子どもには絶対しません。

“自由に”はエネルギーが要る

それで、紙を渡して、「これを自由に仕切ってください」といっても、端から少しだけ線を引くくらいで止まることが多いです。「もっと横に仕切って真ん中を仕切って、さらにこんなふうにしてください」などと言えばそれはできるのですよ。「“自由に”という意味がわかりません」とおっしゃる。決断というものはとてもエネルギーが要るということです。できないというよりは、まだ今決断するのはもったいないということが言えます。働くのがまだ早すぎる時は、「働くのはもったいない」と言います。

回復初期の疲れ

このあと疲れが出てきます。非常に疲れがきまして、このとき、皆は怠けていると思われがちです。ご本人も思われ、家族も思われますが、私自身病気になりまして、つくづくわかりました。回復の初期、手術の直後と言うのは、つらいけれども、割とわかるのですよ。このチューブは三週間後に抜けるでしょう、このチューブは二週間で抜けるでしょう、と、めやすがはっきりしているのです。

適当というのがなかなかわからない

ところがだんだんよくなってきますとね、めやすがはっきりしなくなってくるのです。自分がやっていることが、回復にプラスになっているのかマイナスになっているのかわからないです。「やりすぎたらマイナスですよ」と言われるから、あまり運動してもいけないし、運動しなかったら「足ががくがくになりますよ、あなたはもう古稀じゃありませんか」とこう言われるわけですね。てきとうというのがなかなかわからない。そしてむしろ初期のほうが実は本を読んだりものを書いたりできたわけです。写真をみますとね、私のこの世を去った後の顔はこうかと思えて、その写真はもう見たくないのですが。写真を見たら今のほうが元気です。もっとも皆さんがこうやって聞いていてくださるから、実際よりも今日は元気なんですが。（笑）明日あたりはぐっすりと休みます。

回復が進むとめやすがわからない

ともかく、回復が進んでくると、めやすはご本人にもわからない。周りの人にもわからない。医者にもわかりにくくなります。私は昔八ヶ岳に登ったことがあるのだけれども、病気が治るのは闘病といって山を登るときのようにお考えかもしれないが、山を降りる時に似ているのです。つまり、一番最初はしんどいですね。だんだん進むとそれなりに楽になります。再発というのは次の山です。

山を降りる時

山を降りる時、最初はかえってわかりやすいのですよね。医者にもわかりやすい。家族にもわかりやすい。ところが途中でもういいのじゃないかとじれてくるのですね。これがひとつ。それと同時に見通しが利かなくなってくる。これはもうお互いに、ご本人も家族も医者も焦らないことです。

焦り感とゆとり感

焦り感とゆとり感がわかった患者さんは治りが良いです。なに病であっても。私の友人でそううつ病に長く悩んでいる人がいますが、ずいぶん治ってきている。でもまだ「ゆとり感というのはない、俺は絶えず精神的に焦っている」と言う。

病気の回復に優先順位をおく

私は、病気の回復ということにかなりの優先順位をおかなければ、不幸であると思う。彼の周りも配偶者をはじめどんなに回りの人が苦労しているかということがあるのです。外からは「語らざれば愁いなきに似たり」ですよね。

そしてもうひとつ、回復するためには絶えずコストがかかるのです。それはどういうコストかというと、時間とかいうこともありますが、それだけではない。皆さんが患者さんを見てなにか怠けているのじゃないかと思われたら、まずこういうことを考えてください。回復のコストを今払っていらっしゃる。ただじゃないのです。

私も実は退院してから……やっぱり退院したらもう誰も教えてくれないのですよ。お前は医者だからわかるだろうと言うけど、手術の後のことなんて誰も書いていませんよ。外科医は次の手術で頭がいっぱいです。それは当然でしょう。

で、コストがかかる。ですからこのコストがだいたい払い終わったかなという時は、しんどいことをしたら、あるいは興奮したら、そのあと疲れる。疲労が、その日の出来事のあるなしを反映するという状態になる。いつもくたびれているというのはコストの支払いがまだ済んでいない。治ること、回復のためには、お金と時間だけではない、周りの苦労だけでもない、本人の気力とか生命力とか、つかみどころのないものではあるけれども確かに存在する何かを支払わなければならない。

私だってそういうものはわからないけれども、髪の毛の艶であるとか、肌の色であるとか、爪の乾き具合であるとか、舌の苔の具合であるとか、そういうことを見ます。そういうものでしか、間接的に測れない。そういうことを見ながら、私は回復を診てゆきます。

ご静聴ありがとうございました。

会場との質疑応答

会場1　統合失調症のメカニズムは今だいたいわかっているのでしょうか。

中井　人間の脳というのは第二の宇宙と言われますから、ここまでわかっていて、ここからわからないということは一言でいえないのですけれども、まず米国の診断基準が二〇年前にできました。非常に覚えにくいもので、なんで覚えにくいかというと内容が豊富というより法律の文章みたいだからですけれども。それでこれを二〇年使ってみた米国の反省と、今後の行動計画書を見ていますと、コンセンサスの点では成功したと。それはそうでしょう。論文はその診断基準に従わなければ国内の雑誌にはとおりませんから。ただ真実妥当性、つまり統合失調症という病気が画然と他から分かれてあるのかというと、結果はむしろ否定的なんです。

それは遺伝子も関係していますよ。そもそも遺伝が関係していなければ人間の子どもが人間であるという保証はないわけですからね。統合失調症というものは実は非常にささいなことかもしれないのです。挨拶がうまくできないとか、家族はよく苦情をおっしゃいますけれども、考えてみたら、生命的な、命の立場から見たらささいなことかもしれないのです。

遺伝子的な研究はむしろ、非常に多様なものであると示唆しています。私も七〜八個くらいかなと思っていたのだけれども、二〇個以上の遺伝子のある組み合わせが関係しているらしい[29]。遺伝子だけではだめですね。遺伝子が働いてそれがあるときにバランスを失っているときに初めて発病である。これは環境か遺伝かという問題じゃないですね。だって遺伝子の発現は環境によるわけですから。そういう自然科学の信奉の結果、統合失調症というのは、たとえば胃潰瘍とか胆石とかいうような意味での病気かどうかはあやしくなってきました。もうひとつは脳の活動をわずかな放射線物質を使って観察することができるようになりました。その結果も、統合失調症はこういう脳の働きをしているのだということは言えないということがわかってきました。他の病気との区別もはっきりつかないということもわかってきました。脳のメカニズムは、統合失調症だけじゃなくって、私がここでこうしゃべっているというメカニズムも実はわからないのです。

かなりわかっている面もありますけれど、しかし心の問題はわからないです。心と身体は最終的には同時に眺められないです。そんなものはあるのかと言われるかもしれませんが、一枚の紙、これの表と裏を同時に眺めることはできません。心と身体も同じことだと思います。別に神秘的なことではありません。

会場2　先ほど医者が治そうとすると患者さんは治らないものだとおっしゃいましたし、自然治癒力にまかせるべき面があるということだと思います。でも、いろいろなお薬があって薬はどこかの部分に効いていると思うのですが、そういうお薬が作られるということはある程度わかっている面もあるということでしょうか。

中井　これは経験的なものです。お薬の発見者というのはちょっと変わった人がたまたま発見するということが多いのですけれどね。最初に発見されたクロールプロマジンというのはおそらくドイツの人体実験に使われた、それもロシアに攻めるために、寒冷にどれくらい耐えられるかということで使われた。これが医学に使われたのは一九五二年かな。これはフランスで発見されたことになっているけれどもひょっとしたらフランス占領時期のドイツのデータがフランスに渡ったのかもしれないという根強い噂があります。たまたま麻酔に使っていたのを、統合失調症の患者に使ったら効いたということがあるのですね。

私はたとえば二時間とかせめて二日以内だったら薬が要らない場合があるということを

申し上げましたが、ストレスに対するシステムというのは、ノルアドレナリン系といわれるストレスがかかっているとき常に起こってくるもの、たとえば私がこうやってしゃべっているとき、たぶん血圧は二〇〇に近くなっていると思いますけれども、そういうふうにして、普通にもどったらまた血圧を下げてくれる、そういうシステムがあるのですね。ノルアドレナリン系システムが一番最初に働く。私が書いているような症状というのはそういう専門家からみるとノルアドレナリン系だけなのです。そしてドーパミン系というのは目の敵みたいにされていますが、実は脳を静める、鎮静的なシステムなのですね。もう一つ、ドーパミン系はあまり身体のほうに向かっていないのですね。

一つか二つのシステムが失調しているときは薬はたぶん効くと思います。しかし、肝臓病と腎臓病とが違うようにそううつ病と分裂病とが違うということはありません。脳はひとつのシステムです。心はひとつのシステムです。ですからどんどん波及していきますね。とすると脳全体が多少とも巻き込まれます。脳というのはそういうふうにできているのですから。そういうことがわかってきました。脳というのは全体で動くのだと。記憶というのも脳全体で必要なので、脳のこの辺りだけだということではないのだということもここ数年わかってきました。ですから全体が失調をおこしたときに、薬というのはどこかの部分だけに効くものですから、効きが悪くなるということです。

会場3　さっき「統合失調症」をわかりやすく言えば、という説明を聞き漏らしたのですが。

中井　一言にして言えば統合失調症というのは、知情意、ものを考える力と、心の動き、意志、の三つのまとまりのバランスがあやしくなることです。ですからバランスをとりもどすという目標をこの名前は与えてくれます。それから、知情意の三つに目配りしなくてはならないということも教えてくれます。

会場4　患者さん自身の感覚として、病的であるというような認識はどういう状態でしょうか。そうではないかと思える人と出会ったときに、どういうふうに接したほうがいいのか。家族に言ったほうがいいのか、本人自身に言ったほうがいいのかというようなことですが。

中井　自分が今病気であるかどうかということ、医者の診断基準で統合失調症にあたるかどうかということは知る必要はないと思います。というのは、統合失調症というのははっきり輪郭のある孤立した病気ではありません。肝臓病とか腎臓病とかいうのとは違うのです。患者さんは、どんな病気であろうと自分が病気であるということは認めたくないのです。

しかしどんどん進んでいくからしぶしぶ認める。これはいくつかの段階がありましてね、「なんでよりによって俺が」という腹を立てるときがまずきますね。ひょっとして自分がわるいことをしたのじゃないかという気持ちがある。その次には神様と取引をする時が西洋にはあるというのですが、どうですかね。もしこれが治ったら私の財産の半分を寄付しますから、という祈りの気持ちがあって。そのうちにだんだん周りの人に無関心になって、あまり親しくない人が見舞いに来たらうるさいという気持ちになる。私はそこまでいったことがあります。

そういう順序だそうですが、周りから見てちょっとこの人は普段と違う危機にあると思ったときは、やっぱり窮屈な感じがするでしょう。痛みのない病気というのはどんな病気でも病気と思いにくいです。だから窮屈な感じというのが一つ目。二つ目、何かわけがわからないけど焦っていて、いつのまにか気持ちのゆとりは失っていると。それからだんだん心が縮かんでいるという感じがするかもしれません。あるいはおびえるとかね。ただ、そういうことはあまり認めたくない。たとえば恐怖などということは認めたくないです。なにかに振り回されているという感じ。逆に言うと、周りが自分を振り回しているというふうにとったりすることもあります。

ただ、症状をしらみつぶしにする必要はないので、社会生活ができていれば私はそれをまず第一としますね。いや第二。第一は生命としての生活ですね。睡眠であるとか、食事も食欲ではなく味がわかるかどうかとか。よく「君はなにが好き?」と訊きます。アルコール中毒でもね、好きなもののある人は治りやすいです。なんでもいいからとにかくかっこむ、酒でも種類は選ばずとにかく酔っ払えばいいという人は治りにくいですね。ものの味がわかる、目覚め心地がわかる、というのはやっぱりゆとりです。そういうふうに自分をモニターしていけば、次第に安定してきます。直接、お前病気だ、いや病気じゃない、ということを言い争うのは不毛です。もし、自分が本当は病気で、自分が被害を受けていると思って言ったことは実は周りを悩ませていただけだと気がついたら、自殺したくなるでしょう。これは加賀乙彦という小説家で精神科医の人が書いていますけれど、たぶんそうだろうと思います。

注と解説　高宜良

（1）芥川龍之介『羅生門』（一九一七年、阿蘭陀書房版）の扉ページに記された、「君看雙眼色不語似無愁」の書き下し文。「看よ」とする書き下し文もあるが、中井は「看ずや」と本講演では語っている。江戸時代の僧・白隠慧鶴禅師（一六八六―一七六九）の言葉（『槐安国語』巻五）。

芥川龍之介（一八九二―一九二七）は、その生後七か月ごろから母が精神変調を来したため、母方の芥川家で育てられ養子となった。自分も母のようになるのではないかと恐れていたという。二九歳から「神経衰弱」を患い、三五歳で亡くなった。睡眠薬を大量に服薬したためとされる（『新文芸読本　芥川龍之介』河出書房新社、一九九一年）。

「語らざれば愁いなきに似たり」は注釈者にとっても自戒の言葉である。注釈者が研修医として陪席（外来見学）を始めた三〇年近く前のことだが、いつも柔和な笑顔で楽しそうな趣味の話をして帰られる裕福な身なりの患者さんがおられた。注釈者が「あんな方も精神科外来に来られるのですね。悩みなどとても無さそうにみえます」と述べたところ、「語らざれば愁いなきに似たり、だよ。僕はこの仕事をするうちに、どんなに幸せそうにみえる人も、語らないだけで悲しみを抱えているものだと知ったから、他人をうらやむことがなくなったよ」と中井に諭された。後にその方の事情を知り、教えられた言葉の意味をより深くかみしめることとなった。

中井は、「面接の山場でしっかりと話を聞いて心が通じ合ったら、あとはあっさりとした近況報告が中心の、無事を喜び合うような外来ですむようになるんだよ」とも語っていた。「あなたのかなしみは知っているよという こちらの雰囲気は伝わっているから、毎回根掘り葉掘り詳しく聞かなくてもいいんだよ」、と。

(2)「四回くらい」の一つとして、中井は、二〇〇二年に、名称変更について次のように書いている。

「精神分裂病」の名を改めることは以前から日本精神神経学会で決められていたが、「スキゾフレニア」「クレペリン・ブロイラー症候群」「統合失調症」の中から「統合失調症」が選ばれた。本年(注・二〇〇二年)八月に横浜で開かれる世界精神医学会で公表して本決まりになるという。しばらくは過渡期で二つの用語が並べて書かれるだろうが、世代が新しくなるとともに新しい用語が浸透していくのが趨勢であろう。

選ばれたいきさつを詳しくは知らないが、患者・家族の希望が強かったと聞いている。一面大の新聞広告を打って広く社会に意見を求めたのもこれまでになかったことで、プロセスをまず評価したい。

なるほど「スキゾフレニア」は国際的な呼称に足並みを揃えるという点では他に抜きんでている。しかし、患者、家族、一般公衆には呪文のように感じられるであろう。それに、形容詞にするとどうなるか。「スキゾフレニア的」「スキゾフレニック」、いずれも冗長に過ぎないか。おそらく時間の経つうちに「スキゾ的」「S的」となっていくのではないか。それならば名称も最初から「スキゾ障害」とすればよいのではと思って提案してみたこともある（『最終講義』みすず書房、一九九八年）。もっとも、「スキゾ的」ということばは、フランスの哲学者がすでに少し違った意味に使っていて、勉強している精神科医は知っているから、それが妨げになるだろう。いずれも、公衆から遊離しているという批評は甘受せねばならなかったところだ。

「クレペリン・ブロイラー症候群」は、創見者の名をとったもので「ハンセン病」と同じ手法である。これは「ブロイラー」がカナ書きでは食用鶏と同じであるから困ると、患者・家族側からの他に食用鶏飼育業の協会から異論があったと聞いている。もう一つ、クレペリンの概念は狭く、ブロイラーの概念は広い。だからドイツの大学の回診では Morbus Kraepelin（Morbus はラテン語で「病い」）と Morbus Bleuler ということばを使って区別しているそうである（木村敏氏の教示による）。この場合も形容詞に困り、おそらく「ＫＢ病的」となっていくのではないか。

「統合失調症」については、異論はいろいろありうるだろう。躁病もうつ病も統合の失調ではないか。神経症や人格障害はどうなんだ、というふうに。また、認知行動障害として精神障害をとらえる見方に偏りすぎていないかという考え方もあるだろう。

しかし、私はいま、全体として進歩であると評価する立場に立つ。

いかにも、統合失調はこれまで「分裂病」と呼んできたものに限らない。しかし、では「不安」は「不安神経症」に限られたものであるか。「糖尿病」など、尿に糖が出るかどうかは第二義的なことではないか。しょせん病名とはそういうものと割り切るしかなく、あまりな見当はずれや社会的に差別偏見を助長するものを避ければよいのである。「精神分裂病」はSchizophreniaの「直訳」とはいえ、日本語にすると、多重人格と受けとられかねない。見当はずれと偏見助長の二つの罪は、やはりまぬがれなかったであろう。精神科医の神田橋條治氏は、精神を無理にでも統一しようとして失調するのだから「精神統一病」と名づけるべきだと主張していたが、これは単なる逆説ではなく、「統合失調症」の思想を先取りしていた。

「統合失調症」とともに、この障害のとらえ方の重心は、はっきり機能的なものに移った。この重心移動は当面は名目的なものであるかもしれないが、やがてじわじわと効いてくるだろう。

「失調」は、「発病」「発症」の代わりにすでに使われていたことばである。患者・家族への説明、あるいは治療関係者同士の会話では日常語であったと言ってよい。「失調」は「精神のバランスが崩れる」という意味である。「回復の可能性」を中に含んでいることばである。「希望」を与えることばは、患者・家族の士気喪失を防ぐ力がある。治療関係者も希望を示唆することばを使うほうが、治療への意欲が強まるだろう。

実を言うと、カルテに、診断書に、文章に「精神分裂病」と書くたびに、これは書く私の心臓にもよくないと思ったものであった。患者・家族に告げる時には「健康なところもいっぱいあるよ」という当たり前のことをわざわざ付け加えなければならなかった。

患者・家族の身になってみると、「精神分裂病」が絶望を与えるのに対して、「統合失調症」は、回復可能性を示唆し、希望を与えるだけでなく、「目標」を示すものということができる。

「統合」とは、ひらたく言えば「まとまり」である。まず「考えのまとまり」であり、「情のまとまり」であり、「意志のまとまり」である。その「バランス」を回復するという目標は、「幻覚や妄想をなくする」という治療目標に比べて、はるかによい。まず「幻覚・妄想をなくする」という目標に対しては、患者・家族はどう努力してよいかわからなくて、困惑し、受身的になってしまう。これが病いをいっそう深くする悪循環を生んでいたのではないか。これに対して、「知情意のまとまりを取り戻してゆこう」という目標設定に対しては、患者ははるかに能動的となりうる。家族・公衆の困惑も少なくなるだろう。患者と医療関係者との話し合いも、患者の自己評価も、家族や公衆からの評価も、みな同じ平面に立って裏表なしにできる。誰しも時には考えのまとまりが悪くなり、バランスを失うことがあるはずであるから、病いへの理解も一歩進むだろう。

また、治療関係者間のコミュニケーションも、この比重移動によって格段によくなるのではないか。看護日誌も幻聴や妄想の変動を中心にすることから、「考えのまとまり」をたずね、「感情のまとまり」「したいこと（意志）のまとまり」をたずねるほうが前面に出てくるだろう。そうなれば、医師や臨床心理士、ケースワーカーとのコミュニケーション、あるいは家族との語り合いも、同じ平面に立ち、実りあるものとなっていくと思う。

せっかく名を変えるのである。これは名を変えることの力がどれだけあるかという、一つの壮大な実験である。実験であるが、同時にキャンペーンでもある。できるだけ稔りあるものにしたいと思う。

時間を五〇年遡って、垢だらけで来る日も来る日も病棟の片隅に突っ立ったり、うずくまっている患者たち、隔離室でまるで軽業のような極端な姿勢を何年もつづけている患者たちを「分裂病」の典型とみていた時には「統合失調症」という名称は思いつかなかったであろう。

確かに何かが変わった。「分裂病の軽症化」は、すでに一九六〇年ごろから、その徴候があった。軽症化の原因にはあれこれがあげられているが、一般に物事の改善は何か一つの突出した変化では起こらず、多種多様な条件が次第に揃っていくことによって起こる。手さぐりもあり、迷いもあり、逆流があっても、患者、治療者、家族、公衆の改善への努力と、環境の変化があってのことであろう。それが逆戻りしないように、私たちは気を抜かないでいこうではないか。

そして名称が楽観主義的に変わっても、「失調」の時の恐怖――「それに比べれば神戸の地震など何でもない」ような恐怖――、そしてこれに続くやりきれない疲労、さらに長年病む者に起こる心の萎縮（ちぢかみ）を決して軽視しないようにしたい。

私たち医療関係者は、「統合失調症」患者の知情意の「再統合」を妨げる要因を見定めて、できるだけそれを取り除いていくことが大きな課題となってくる。もう一つの大きな課題は、患者の病いにともなって普段よりこうむりやすくなっている心の傷を最小限にすることである。これは医療関係者とともに家族、公衆の課題でもある。

最後に、軽症化と言っても、すでに慢性状態に入り込んだ方々の失われた時間を取り戻すことはできない。「失調」を起こす人の全部が軽症にとどまるという保証もまだない。せめてこの人たちの生活の質（ＱＯＬ）を高めていくこともまた、名称変更の際に忘れては決してならない課題である。（中井久夫「『統合失調症』についての個人的コメント」、『精神看護』五巻二号、二〇〇二年）

（３）病名が変わってきた背景を理解するための一助になるかと考え、一九世紀以降の精神医学史について、その一部分ではあるが触れておく。

中井によると「精神医学は狭義においてはきわめて新しく、一九世紀において多数の医学分科が内科および外科より分化したとき、その掉尾として内科より分かれたものであり、系統的なその歴史はたかだか一八世紀後半より以前にはさかのぼりえない」ものである（中井久夫『西欧精神医学背景史』みすず書房、一九九九年）。

一九世紀ドイツの精神医学者グリージンガー（Wilhelm Griesinger, 1817-1868）は、精神病を自然科学に基盤をおく医学の対象にしようと努力した。「精神病は身体の病である」との考えに基づいて、「精神病は脳の病気である」とした。彼は「単一精神病（Einheitspsychose）」概念に傾き、「精神病の種々な状態像はただ一つの疾患過程がたどる諸段階にすぎない。この疾患過程は脳疾患に由来するものだが、その解明は脳病理学の進歩にまつほかはない。脳病理学によってこれが明らかにされるまではただ症状の共通性や特徴によって疾患群を区別するにとどめるべきである」とした。彼は単純な身体論者ではなく、心理的洞察力を持ち、自我、幻覚、妄想などを考察する際には生活史や発生についての観念も織りこんだ。彼の「身体主義」は、現代における器質的病因論、生物学的精神医学につながっているとされる。

一八五六年、フランスのモレル（Benedict Morel, 1809-1873）は、人生早期（主として思春期）に発症して痴呆にいたる一群の精神病を「早発性痴呆」（フランス語でDèmence précoce）と呼んだ。

一九世紀末の一八九三年、ドイツのクレペリン（Emil Kraepelin, 1856-1926）も、彼の教科書『精神医学（Psychiatrie）第四版』から「早発性痴呆」（フランス語をラテン語訳したDementia Praecox）という概念を使い始めた。そして、一八九九年の同教科書第六版において、精神病を経過によって二分し、「躁うつ病」に並ぶ概念として「早発性痴呆」をもうけた。日本では東京帝国大学医科大学初代精神科教授の呉秀三（一八六五―一九三二）がクレペリンを中心とするドイツ精神医学を紹介し、長く影響を与えた。中井が本講演の中で「この名前（注・早発性痴呆）は一九六〇年、四〇年前くらいまでは年配の先生方は使っていらっしゃったでしょうね」と語っているのは、この影響のことである。

しかし、早発性痴呆には、必ずしも早期に発症せず、必ずしも痴呆にいたらない例も含まれたため、次第にこの命名は批判を浴びるようになった。

二〇世紀に入り、スイスのオイゲン・ブロイラー（Eugen Bleuler, 1857-1939）は、一九〇八年に「早発性痴呆（精神分裂病群）の予後」という論文を出し、早発性痴呆に代えて、「スキゾフレニア（ドイツ語でSchizophrenie 英語でSchizophrenia)」という用語を提唱した。スキゾフレニアの日本語訳が「精神分裂病」であり、「統合失調症」である。クレペリンが早発性痴呆を予後不良としたのに対し、ブロイラーは自身が病院長をしていた精神病院の入院患者を熱心に治療して治癒例を示した。ブロイラーの一九一一年の著作が『早発性痴呆または精神分裂病群』と題して日本語で出版されたのは一九七四年であった。

ブロイラーは経過ではなく、思考、感情、体験などの心的機能的特徴によってスキゾフレニアと命名したため、そこには原因や経過の多様なものが含まれ、クレペリンの概念よりも広い範囲のものが含まれることになった。連想（Assoziation）の弛緩、自閉性(Autisumus)、感情(Affekt）の不調和、両価性（Ambivalenz）からなる「四つのA」を基本症状として挙げた。彼はスキゾフレニアが一つの疾患ではなく、いくつかの疾患を包括するものであろうと予測していた。

二一世紀となった今日でも、統合失調症が単一の疾患なのか、それとも症候群なのか、症候群だとして一つ一つの疾患が取り出せるのか、共通の症状はあるのか、結論は出ていない。原因についても、生物学的要因による、心理学的要因による、両方の並存による、心身症の一つとするなどの見解がある。

また、クレペリンの精神病二分論は現在の診断分類にも影響を与えているが、最近の遺伝子研究結果からは、単一精神病論も新たに見直されている。カテゴリー（類型）診断からスペクトラム（連続体）やディメンジョン（次元）診断へと、「統合失調症」概念が移っていく可能性もある。注29を参照（神谷美恵子「グリージンガー」「身体主義者」「モレル」「クレペリン」・臺弘「呉秀三」・笠原嘉「早発痴呆」「精神分裂病」・下坂幸三「ブロイラー」、加藤正明ほか編『新版精神医学事典』弘文堂、一九九三年／E・ブロイラー著、飯田真・下坂幸三・保崎秀夫・安永浩訳『早発性痴呆または精神分裂病群』医学書院、一九七四年／オイゲン・ブロイラー著、人見一彦監訳『精神分裂病の概念――精神医学論文集』学樹書院、一九九八年／ヴィルヘルム・グリージンガー著、小俣和一郎・市野川容考訳『精神病の病理と治療』東京大学出版会、二〇〇八年）。

（4）古代ギリシャの『ヒポクラテス集大成』（紀元前四世紀前半）には「メランコリー」（抑うつ状態）から「マニア」（昂揚状態）への移行を示す記述がある。二世紀には、カッパドキアのアレタイオス（Aretaeus of Cappadocia, 81-138）が、『慢性疾患の原因と症候について』の中の「メランコリーについて」において、「メランコリー」と「マニー（マニア）」が一つの疾患に帰属すると記している（酒井明夫「双極性（感情）障害の精神医学史―西欧古代の文献に関する一考察」、『精神神経学雑誌』一一二巻一二号、二〇一〇年、一二五三―一二六〇頁）。

（5）東京女子医科大学精神医学講座初代教授の千谷七郎（一九一二—一九九二）は、躁うつ病の研究者であった。統合失調症と躁うつ病を一つの病態とする単一精神病論の立場をとり、精神疾患を躁とうつの二大分類で診断することを考えていた。（安克昌『安ノート』—中井による神戸大学医学部生への講義録私家版、文責・高）

（6）中井によると一八世紀の重症精神病者は収容所で船を待つ流刑囚や売春婦と共にあったが、彼らにはある種の自由があり、出産数は管理者の毎年の報告事項の一部であったらしい。一九世紀に精神病者だけを精神病院に入院させるようになると雰囲気は一変し、分別収容が精神科医の最大の関心事になり、「単純な常同的な環境の中で精神病者は分類可能になった」と中井はいう（中井久夫『西欧精神医学背景史』みすず書房、一九九九年）。

西欧の場合、精神医療には二つの起源がある。一つは行政的・管理的な立場から精神病患者を浮浪者、売春婦などとともに「働かざる者」として一括収容した「施設」（アンシュタルト）に、精神病に関心をもつ内科医が往診（ヴィジート）したことから始まる。精神病患者のみを分別収容し、また医師が常駐するようになったのはフランス革命以後であり、精神医学が内科学から分かれて大学に講座を持つようになったのは十九世紀末である。こちらは体制側の医学で非宗教的である。

もう一つは、悪魔祓い師起源で、これが脱宗教化して「自然神学」となり、それにもとづく「催眠術師」となったのはやはりフランス革命前後で、この後身が精神分析学で主に在野の開業医の学である。宗教や超心理学とは微妙な関係にある。

前者が重症・長期・貧困の患者を、後者が軽症の富裕・社会人患者を対象とするという分業の傾向があった。（中井久夫「宗教と精神医学」、『精神科医がものを書くとき』ちくま学芸文庫、二〇〇九年）

大学に講座を持つようになった精神医学の系譜に、クレペリン、ブロイラーは連なっている。二人は精神病院と大学の両方で働いた。

（7）「過覚醒」「超覚醒」と呼ばれる状態をさす。眠れていないのにもかかわらずますます眠くならなくなるという悪循環は、何らかの脳機能の異常のために起こっていると中井は考えていたようである。

中井は統合失調症にみられる前頭葉の血流低下について、「一つは、前頭葉とか、そういう部分の機能が衰えていて、だから、必要に応じて血液を配るシステムが少ししか配らないということ。もう一つは、前頭葉なり何なりが暴走しようとするので、血液供給を少なくして暴走を食い止めようとする安全装置が働いている」として、二つの可能性を指摘した。後者のほうは、「原子炉の暴走を食い止めるために炭素棒とか何とかを突っ込んで減速を試みる」のに似ていると例えた。「脳には原子炉なみの安全装置が仕組まれていても不思議ではないでしょう。暴走すると大変なシステムですからね。そういう目で精神障害を見てゆくと新しい見方ができそうですね。患者には、頭がやたらに忙しくなって制御できないという感じを持つ人がかなりいます」としている（中井久夫「統合失調症問答」、『精神科医がものを書くとき』ちくま学芸文庫、二〇〇九年）。

（8）ガイウス・ウァレリウス・カトゥルス（ラテン語 Gaius Valerius Catullus, c.84-c.54 BCE）は、共和政ローマ期の抒情詩人。「私は憎み、かつ愛する」は Odi et amo. の訳（中山恒夫『ローマ恋愛詩人の詩論――カトゥルスとプロペルティウスを中心に』東海大学出版会、一九九五年）。ここでは、アンビバレンス（両価性）の例として挙げられている。

（9）山鳥重（一九三九―）脳科学者。神経心理学、高次脳機能障害を専門とする。神戸大学医学部精神神経科助教授、兵庫県立高齢者脳機能研究センター所長、東北大学大学院医学系研究科教授、神戸学院大学人文学部教授を歴任。著書に、『知・情・意の神経心理学』（青灯社、二〇〇八年）などがある。

中井は、山鳥が対談『神経心理学の挑戦』（医学書院、二〇〇〇年）で述べていることを次のようにまとめている。

中枢神経系の基本的な働きを「記憶」においている。ついで、基礎的な機能を「感情」「知的活動」「意志」の順とする。「知情意」でなくて「情知意」である。（中略）感情的記憶がもともと基底にあって、ついで「知的記憶」、そして「意志的記憶」である。（「精神科医の精神健康の治療的意義」、『統合失調症の有為転変』みすず書房、二〇一三年）

（10）中井は「病気の直前には、何かを猛烈に勉強しはじめたり、成績が上がったり、学年委員に選ばれたり」、「この子もいいほうの目が出だしたと周囲は思う」、「結果的にみれば、ゆとりを食いつぶしているわけだけど、その時点ではわからない」という（中井久夫『『いいところを探そう』という問題」、『精神科医がものを書くとき』ちくま学芸文庫、二〇〇九年）。

（11）中原中也（一九〇七―一九三七）、詩人。七歳のときに弟を亡くしたのが詩をつくる始まりだという。一九三六年、長男を小児結核で亡くしたことから精神的危機に陥る。一九三七年、中村古峡療養所にて入院治療を受け軽快したにもかかわらず、同年、結核性脳炎で死去。三〇歳であった。（『新文芸読本　中原中也』河出書房新社、一九九一年）

彼は二〇歳の誕生日の二日前の日記に「一九二七年四月二七日（水曜）宇宙の機構悉皆了知。一生存人としての正義満潮。美しき限りの鬱憂の情。以上三項の化合物として、中原中也は生息します。」と書き記している。（『中原中也全集4　日記・書簡』角川書店、一九六八年）

中井は「日本の詩人で最初に感心したのは中原中也です。中也の詩のリズムは、私が詩を訳したりするときの基本になっているのではないかと思います」と語っている。（中井久夫「私に影響を与えた人たちのことなど」、『精神科医がものを書くとき』ちくま学芸文庫、二〇〇九年）

（12）「ある哲学者の書簡」とは、ルートヴィヒ・ウィトゲンシュタイン（Ludwig Wittgenstein, 1889-1951）からバートランド・ラッセル（Bertrand Russell, 1872-1970）にあてたもので、中井は自らの著作の中で「亡霊たちのざわめきの中からやっと理性の声が聞こえてきました。……それにしても狂気からほんの一歩のところにいたのに気づかなかったとは」と訳している（中井久夫『分裂病と人類』東京大学出版会、一九八二年）。

多くの統合失調症関連現象は、超覚醒という背景の前で出現しなければ、恐怖の度をぐっと減じるのではないかと思われる。ここで、超覚醒とは決して程度の問題のみでなく、質の問題（変容）である。具体的には意識の木目が見え、時空の地平が手に取る範囲にあるかに感じられる。聴覚過敏は単に「大きな音」になることでなく、徴候化することだけでさえなく、現実の空間的接近でもある。（中略）木目を露わにした意識は、その木目が次第に「意味の自由基」のごとくなり、次第に離合集散して、「一つの観念が同時に二つの意味ぐらい持ってくれる程度であればいいなあ」（あきらかにブロイラーの両義性概念を意識したサリヴァンのことば）という事態となる。一九一三年にバートランド・ラッセルにあてたルートヴィヒ・ウィトゲンシュタインの書簡に見られる「亡霊たちのざわめき」はこれであろうと思われる。私（注・中井）はさしあたり「ウィトゲンシュタインの亡霊たち」（Wittgensteins Gespenster）あるいは「原幻聴」（Ur-Halluzination）と呼んでいる。（中井久夫「精神科の病と身体——主として統合失調症について」、『「伝える」ことと「伝わる」こと　中井久夫コレクション』ちくま学芸文庫、二〇一二年）

中井には、天才的科学者の病跡を研究した共著書があり、その中で、ウィトゲンシュタインについても考察している。

（注・ウィトゲンシュタインは）オーストリアに生まれ、主にイギリスで活動した、科学者出身の哲学者で、バートランド・ラッセルの初期の弟子の一人である。（中略）

彼はたえず発狂の恐怖を抱いていた。彼が生涯分裂病発病の瀬戸際にあったのは事実であろう。しかし彼はついに持ちこたえた。その理由の一つは、彼が自分の危うさについてはっきりした認識をもっていたことであろう。（中略）

さらに彼はたえず限界を超えようとする知性に対する警戒心をもっていた。（中略）逆に彼は、哲学とは知性の惑溺に対する戦いであると考えていた。そして内面の危機が高まると、園丁や運搬夫などの端的な肉体労働を選んだ。彼はまさに正しい意味での「作業療法」をみずからに課しえたのであった。「ある時代の病は、人間が生き方を変えれば治り、哲学的問題の病は考え方と生き方を変えれば治る。個人の発見した薬では治らない。」（『数学的基礎の考察』）この考えを彼は自身の精神衛生に適用していた。（中略）

彼は死の近いのを告げられたとき〝Good!〟と叫んだ。意識を失う前、かたわらにひとりいた医師の妻に向かって「あの人たちにいってください。私の生涯はすばらしいものwonderfulであった」と語った。弟子のフォン・ウリクトは、ヴィトゲンシュタインが生涯きわめて不幸であったことを思い、この最後のことばは感動的だが不可解であるといっている。しかし彼がたえず発病の危機にさらされながらも生涯もちこたえ、必ずしもむなしくはない爪跡をこの世に残しえたのはまさに驚嘆すべきwonderfulことである。われわれ精神科医にとってもそれはすばらしい、奇蹟的なwonderfulことである。これは単にすぐれた知性の持主というだけでなく、知性の惑溺に抗し、知性の偶像崇拝を終生拒否しうるほどにも強靱な知性の持主にしてはじめて可能な道であった。(飯田真・中井久夫『天才の精神病理——科学的創造の秘密』中央公論社、一九七二年)

(13) 何か些細な出来事でもこの時期には発症の契機になるようだ。中井は砂の「最後の一粒」、ラクダの「最後の藁の一本」に例えている(中井久夫・山口直彦『看護のための精神医学』医学書院、二〇〇一年)。

(14) 外界は認知されているのに、精神的にも身体的にも反応することができない状態で、精神医学用語では「昏迷」と呼ぶ。

二〇数年前のことだが、注釈者にも印象深い経験がある。ある二〇歳代の患者は、体が硬くなっていて身動き一つせず発語も全くない状態で入院してきた。一般病床の個室で点滴し、三日後に昏迷がほどけた。後に「私が少しでも動くと世界中の人に悪いことが起こるから怖くて動けなかった。迷惑がかかるからぴくりともできなかった。先生や看護師さんたちが、ここでは安心して大丈夫だよと言い続けてくれたのがありがたかった」と語った。中井が常日頃から話しているのと同じだと驚きながら、患者の話を聞いたのを覚えている。この患者は興奮状態にならなかったため、保護室も拘束も必要なく入院治療を終えた。その後の経過も良好であった。注19、20、28を参照。

(15) 講演でも語られているとおり、中井の診察では時折、幻聴を訴える患者に対して「夢に入りますか?」「入ったら治ってきた兆しですよ」などと語りかける場面があった(高宜良「統合失調症の精神療法のActuality――中井久夫の臨床場面を通して」、『精神療法』四五巻六号、七八三―七八九頁、二〇一九年)。

(16) 中井による「幻聴の経過」のまとめをここに転記する。

第一期　亡霊のざわめき/発病前後のざわめきとも声ともつかぬもの。

私は発病期の幻聴を「亡霊のざわめき」と言っている。ウィトゲンシュタインという哲学者が、一九一三年に先生のラッセルに宛てた手紙で、「亡霊のざわめきが、いまちょうどやんだところです。また勉強を始めなければなりません」と書いているのを、悲壮な思いで読んだことがある。

「ときどき雑音が〝ねじれて〟声になります」というような、発病のときにはそういう感じがある。

世界全体が闘っているという感じ、考えが無限に延びて分岐してゆきコントロールを失いつつあるという感じであろうか。「頭の中が騒がしいですか?」(星野弘)「頭の中が忙しいですか?」(神田橋條治)と尋ねることは無害である。

第二期——世界全体が叫びだす/第二期は急性期で保護室に入っているときに聞こえるような幻聴である。「世界全体が叫びだした」感じであろうか。

第三期——精神に「自由」が回復してくる/極期を過ぎると、幻聴はしだいに力が弱まり、自由連想的なものからだんだん同じことばのくり返しになり、わずかな内容に絞られてくる。繰り返しの方が楽だが、今度は抜けにくくなるというワナがある。

第四期——内容が絞られてくる/第四期には、幻聴の内容はだいたい何か一つに絞られてくる。それから先は状況との関係によって違う。入浴中、朝の寝床、寝る前のリラックスしたとき、あるいは急に静かな環境に移ったときに幻聴が聞こえたら、それは消える前兆と伝える。体力、気力、士気の回復とともに症状は薄らぐので、看護・医療では、患者の疲労などの関連に気づくことがポイントである。

第五期——間遠になる/症状を通過した後も、過去のショッキングな事件のときの現実の声がなまなましく、そのとおり聞こえることがある。これは統合失調症の人のこころの傷をあらわしていることが多い。こころの傷と関係しているかもしれないことを告げるのは、タイミングが重要である。この時期は、体力、気力、士気の回復とともに、症状が薄らぐというよりも間遠になる。（中井久夫監修・解説『中井久夫と考える患者シリーズ2 統合失調症をほどく』ラグーナ出版、二〇一六年）

（17）中井はトラウマに関する著作の中で、フランスの詩人ランボーとヴァレリーの二人の言葉に触れている。

トラウマは「共感」「同情」の成長の原点となる面をも持つということができまいか。心に傷のない人間があろうか（「季節よ、城よ、無傷な心がどこにあろう」――ランボー「地獄の一季節」）。心の傷は、人間的な心の持ち主の証でもある。（中略）

「身体の傷は何ヶ月かで癒えるのに心の傷はどうして癒えないのか。四十年前の傷がなお血を流す」と老いた詩人ポール・ヴァレリー（一八七一―一九四九）はその『カイエ』（生涯書き綴ったノート）に記している。心の傷の特性は何よりもまず、生涯癒えないことがあるということであろう。（中井久夫「トラウマとその治療経験」、『徴候・記憶・外傷』みすず書房、二〇〇四年）

同じ論考において、「精神疾患があっても解雇や収容の際の外傷体験が加重され」、「聴覚性フラッシュバック」だけが最後に残った事例を挙げている。それによると、「統合失調症の幻聴は『消える』が、外傷性幻聴は『間遠になり』『打撃力が少なくなる』のが治り方」で、しかし「呼び出そうと思えば出てくる」「過去に起こった事件が今なぜか頭の中で聞こえる」という。統合失調症の幻聴は「記憶」とはいえないが、外傷性幻聴は「記憶」に属しているのが違いである。

(18) 中井はこのときの体験に自身の著作の中でも触れている。

一九五七年頃、私の友人が抑鬱的になって、私はその婚約者といっしょに京大病院に連れていった。直ちに電撃療法となって、私は付き添ったが、当時の電撃療法は私には耐えられない、私の中の何かが壊れそうだと思った。私は当直医として、主治医の指示でやむなく行った数回のほかは電撃を指示したことも実施したこともない。東大分院も、私が勤めた青木病院も、指導者の意向で原則として電撃を行わない病院であった。昭和四〇年代のことである。(中井久夫「わが精神医学読書事始め」、『精神科医がものを書くとき』ちくま学芸文庫、二〇〇九年)

当時と違って、現在の精神科医療では、麻酔下で行う修正型電気けいれん療法が推奨されている。

中井は、「私が電気ショック治療をしない理由」という論考の中で、「電撃は体験の連続性を破壊する。この点で薬物とは決定的に異なる」など、八つの理由を挙げている(中井久夫監修・

解説『中井久夫と考える患者シリーズ3　統合失調症は癒える』ラグーナ出版、二〇一七年）。

（19）「緊張病（ドイツ語でKatatonie, 英語ではCatatonia)」は統合失調症の一つの型と考えられていた。昏迷と興奮という対照的な症状が中心である。他の症状にカタレプシー（注20参照）、蝋屈症、無言症、拒絶症、姿勢保持、わざとらしさ、常同症、しかめ面、反響言語、反響動作などがある。カタトニアは、うつ病など統合失調症以外の精神疾患でも、また、脳炎などの神経疾患や一般的身体疾患でも起こるため、多様な疾患からなる症候群とみなされるようになっている。

（20）「カタレプシー（Catalepsy)」は、外部から一定の姿勢をとらされると長時間そのままの姿勢でいることをいう。さらに重症になると四肢を蝋細工のように曲げて不自然な形をとらせることができるため「蝋屈症」と呼ばれた。近年は蝋屈症はカタレプシーとは区別して、「検査者による姿勢作りに対するわずかで均一な抵抗」を指す（日本精神神経学会・精神科用語検討委員会編『精神神経学用語集』改訂6版、新興医学出版社、二〇〇八年）。カタレプシーでは、脳の機能低下のために、運動を終了することができず、疲れを訴えることもできないのだと考えられている。

中井がインターンの頃には不思議な格好をしたまま一生を病棟で終わる患者もいたが、一九八〇年ごろにはほとんどみられなくなったという。薬物療法など治療の進歩が貢献しているのだろうか。「統合失調症の軽症化」ゆえだろうか。

（21）アメリカの精神科医サリヴァン（H.S.Sullivan, 1892-1949）は、統合失調症の伝説的治療者であり、「精神医学は対人関係論である」、「関与しながらの観察」などの言葉がよく知られている。中井の業績の一つにサリヴァンの著作の翻訳がある。

サリヴァンの統合失調症論はカタトニアをモデルに組み立てられていると中井は言う。

彼は、病棟に前青春期（preadolescence）の雰囲気を再現しようとした。統合失調症患者は、この重要な時期に幸福な体験に恵まれなかった人であるという考えの始まりである。

（中略）

サリヴァンは、統合失調症が人間的過程であり、急性の統合失調症者がみせるもっとも奇異な行動さえも、われわれの誰しもが馴染みの対人過程、あるいは過去で馴染みであった対人過程からなるものであると主張し、統合失調症者は自我が弱いのでは決してなく、よい自己組織をつくる機会にめぐまれなかった人であるという(注・中井によるとサリヴァンの「自己」とは「周囲の重要人物の是認と賞賛からつくられたもの」、「他人の評価から受けた傷の集大成」である)。（中略）

（注・サリヴァンの統合失調症論では）統合失調症以外のすべての精神障害は他人の評価の集大成である「自己」の活動の結果である。その場合には、意識化されるのは不安と葛藤だけである。統合失調症だけは他のすべての精神障害と異なって、「自己」そのものが失調し、意識内容の制御に決定的に失敗する。（中略）

サリヴァンは繰り返し、統合失調症患者の恐怖と孤独を語っている。不安とは「自己」の装備であるから、統合失調症においては不安よりも孤独が勝っても不思議ではない。統合失調症の始まりにおいてもっとも前景にでてくる圧倒的な体験が強烈な恐怖であることは、孤独感と並んで具体的な記述にしばしば出てくる。

ところでサリヴァンがシェパード病院で知り合ったギリシャ系の画家ヴァッソスは、サリヴァンに相談しながら『フォビア』（恐怖）という画集を出したが、サリヴァンは、自分が関与していたことを記さないように言い渡し、これは公衆の好奇心から患者を守るためだといったそうである。サリヴァンが統合失調症の発病にさいしてしばしば決定的だと患者たちの一部が述べる恐怖を前面に出さなかったのは、この恐怖が言葉を超えたものであるほかに、また、こころない公衆や医師によって患者が詰問されるのを回避するためだったらしい。実際、発病過程において、最後は深淵にまっさかさまに陥るような恐怖があり、それに比べれば幻聴も妄想も何ほどのことはない、とはある患者から筆者（注・中井）が聞いたところである。（中略）

サリヴァンの晩年に電気ショックとロボトミーが導入されたが、彼はいずれに対しても

患者をせいぜい精神薄弱に変えるものにすぎないとして反対している。向精神薬を彼は知らずに死んだ。(中略)

サリヴァンの教えに沿った人たちは、精神医学界では少数派にとどまり、彼との関係を明示することを避ける傾向があった。(中略)サリヴァンの影響がむしろコメディカルの世界に大きいのは、看護師や臨床心理士が、精神医学がいかに変わろうとも、対人関係をつうじて統合失調症者に接してゆく専門職だからであろう。(中略)そして、それは、医師よりもコメディカルの人々を高く評価していたサリヴァンにふさわしい運命であると思われる。(中井久夫「サリヴァンの統合失調症論」、『隣の病い』ちくま学芸文庫、二〇一〇年)

「(サリヴァンは)治療共同体の先駆者である」と中井は位置づけている。

(22) 中井は、このような訴えを山口直彦の定義する「知覚変容発作」にあてはまる「発作」と考え、永安朋子と共に研究していた。抗不安薬の一種であるクロキサゾラムを「発作」時の頓服として処方することが多かった(中井久夫「一つのまとめ」図6—8、『「伝える」ことと「伝わる」こと　中井久夫コレクション』ちくま学芸文庫、二〇一二年)。

(23) 中井は「患者の多剤アレルギーのためにほとんど薬物を使わずに治療を行った体験」があり、そのときに「用いた方法は最初、シュヴィングの方法に近いものであった」という。中井自身による注を引く。(文中の(土居)は土居健郎のことである。)

オーストリアの看護師ゲルトルート・シュヴィングの方法とは、拒絶的な患者のそばにそっと無言で座り続けることである（シュヴィング『精神病者の魂への道』小川・船渡川訳、みすず書房、一九六六年）。それは、いわば相手を脅かさないような慎重な「人づけ」である。「馴染むことが難しい」のが統合失調症患者である（土居）ことを考慮した方法である。もっとも、この方法は、すでに一九二〇年代にサリヴァンの同僚ハドリーが長期入院中の破瓜型患者に対して行っていた。最近、この方法についての重要な文献がわが国から出た（松尾正『沈黙と自閉』海鳴社、一九八七年）。（中井久夫「統合失調症の精神療法」、『徴候・記憶・外傷』みすず書房、二〇〇四年）

(24) 中井は、統合失調症を「人間に必要でしかももっともデリケートな部分の失調」と考えている。「徴候を読む」、すなわち「些細な手がかりから重大な結論を下す」、「未来、未知、不確定なものを推量し先取りしようとする」能力のことである。「癌遺伝子の多くがそうであるように、生存上非常に重要な機能を果たしているものの失調あるいは脱制御であって、それも生命の脅威とならず、社会的存在として生きてゆくのに障害となる程度であるというものである」（中井久夫「統合失調症の病因研究に関する私見」、『隣の病い』ちくま学芸文庫、二〇一〇年）。

(25) 中井によると、「夢作業が、昼間の論理では解決消化できなかったものを消化するという使命を持っている以上、夢の論理は飛躍に富んでいて当然で、これもわかりにくさを大きくしているであろう」「夢の形式からみれば、夢の精神分析の大家シュルツ＝ヘンケがいう『ツェズール Caesur（休止符）』すなわち夢の流れに『ジャンプ』『お話かわって』があればあるほど夢作業は盛んであり健康であると私（注・中井）は考えている。ツェズールがなければ夢はほとんど破局に向かって進行するのではないか」（中井久夫「記憶について」、『アリアドネからの糸』みすず書房、一九九七年）。

(26) 回復初期にありうる大きな身体疾患に注意したうえで、「ひょっとすると回復のはじまりかもしれない。エンジンのかけはじめはブルブル、ガタガタというように」と言うと患者が安心する、と中井は述べている（前掲『統合失調症をほどく』ラグーナ出版、二〇一六年）。

(27) 中井は統合失調症患者の経過をグラフ化することで回復初期に身体の病気になりやすい時期があることを示し、「回復時臨界期」の特徴とした（中井久夫「精神分裂病状態からの寛解過程――描画を併用せる精神療法を通してみた縦断的観察」、宮本忠雄編『分裂病の精神病理2』東京大学出版会、一九七四年）。

(28) カタトニアの経過には良好なものもあるが、筋緊張に続いて急激に発症し、高熱と自律神経症状がみられ、数日間で生命に関わる状態になる場合があり、悪性カタトニア（致死性緊張病）と呼ばれる。

(29) クレペリン以来、統合失調症と躁うつ病（双極性障害）は別の疾患とされてきた。しかし、二〇〇八年から二〇一〇年にかけて報告された大規模遺伝子研究の結果から、両者は近縁の疾患であることが示された。以後、自閉症、注意欠如多動性障害、統合失調症、双極性障害、うつ病の五疾患に共通して関与する一五の遺伝子が報告されている。また、知的障害、自閉症、統合失調症にはNMDA受容体関連遺伝子のコピー数多型が共通してかかわることが知られている。（菊山裕貴、金沢徹文、樽谷精一郎ほか「単一精神病論」、『Brain and Nerve』六九巻六号、二〇一七年、六五七―六六四頁）

　これらの結果を受けて、現在「統合失調症」とされているものの概念も見直されていくのかもしれない。

中井も講演で述べているように、多因子遺伝という結果は、単純な親から子への遺伝病ではなく、遺伝子の変化が大きく影響することを示唆している。関係する遺伝子を持っている人が、必ず障害や疾患になるというものではない。今後は患者個々の遺伝子の多様性と、遺伝子の変化と発現に対して、環境、ライフイベント、対人関係、心的外傷などの社会的心理学的要因がどのように影響するのか、という視点が重要になってくるのではないだろうか。

第二章

講演を受けて語る　統合失調症の実体験

考える患者たち

一．病名変更の影響

【あい】私は、自分が統合失調症になるまで、精神疾患に関心がなく、「統合失調症」という病名は知りませんでした。「精神分裂病」という病名は聞いたことがありましたが、どんなものなのかは全く分かっていませんでした。

私が病気になった頃は、「統合失調症」に変わっていたので、私は初めから、自分の病気は「統合失調症」と聞きました。ですが、もし「精神分裂病」と聞いたら、ショックが大きかったのではないかと思います。文字どおり、精神が分裂してしまう、自分がこのまま壊れていってしまうのではないか、と思っただろうと思います。

「統合失調症」は、今、自分がまとまりを失っているだけで、今後は回復していく希望がもてるような病名に感じます。

【有川】一九九〇年代後半、東京で発病の予兆が見られたとき、図書館に行って医学書を読みました。自分の現在の状況と比べ「精神分裂病」に違いないと思いました。しかし、他方で「超能力かも」と、ＳＦ小説を読みすぎた自分がいました。

その数年前に亡くなった母も精神科に入院歴はありましたが、挙動不審なところしか知らず、亡くなったあと、医師からも父からも病名を聞くことはなかったです。

結局、発症して二〇年経った今でも、医師からの「病名告知」を受けたことはなく、ただ図書館で読んだ一冊の本が私に病名を教えてくれました。「精神分裂病」。それを自覚したころ鹿児島に帰っていて、東京の図書館で読んだ同じ本を手に入れました。読めば読むほど、絶望的なことばかり書いてあって、最終的に再発か自殺、治るのはほんの一握りという。誰にも病名を話せずにいました。でも、普通に書店でアルバイトをしました。

そんなとき、父が「精神分裂病」は「統合失調症」に変わることを新聞で読んで教えてくれました。それが私への最初で最後の告知でした。父も娘に「お前は精神分裂病だ」とはとても言えなかったのだろう。

そういった意味では、名前が変わったことは大きな意義を持つかもしれません。歯科や整形外科、内科等で「統合失調症」と書くことは、そんなに苦痛ではない。「精神分裂病」と書いたことはありませんが、もし、書くとしたら、それなりの勇気がいると思います。

しかし、一方で、「統合失調症」は、名前が一人歩きしているような、「精神分裂病」とは違い、隠されていない病名となりました。そこに、病気の「重さ」を感じてしまうのです。中井先生は、病名変更の「精神が分裂している」と受け取られ誤解を生むとしていますが、急性期、確かに私の精神は分裂していたと思います。とても「統合失調症」という言葉では表現しきれないほどで、「精神分裂病」という名前がふさわしいと感じています。しかしその言葉は、「私は精神異常者です」と言っているようで、「統合失調症」の場合、「精神に少し異常が見られます」といったニュアンスになります。その点では、名前が変化して、社会的に認められた「病気」となったのでしょう。

ただ、「統合失調症」という言葉に助けられている一方、「私の病気はそんなに軽いものではなかった」というかすかな怒りがあります。ほんとうに、言葉にできないほどの体験だったから、あのときは「精神分裂病」だったと声を大にして言えます。だけど今は、病状も安定して、「統合失調症」がふさわしい名前だとも言えます。

時代は常に変化していきます。いつか、「統合失調症」という名前も変わるときがくるかもしれません。そのとき自分はどう受けとめるか今は分かりません。

【エピンビ】子どものころ『家庭の医学』を読んで、精神分裂病という名前を初めて知った。子供心に一種独特の恐怖感を覚えたことがある。ペストとかコレラとかボツリヌス菌とか日本住血吸虫病とか性病のたぐいとか、興味本位で病気の知識も少しもっていたが、それらの中に精神分裂病についての豆知識も含まれていた。読んだのは小学校の高学年ぐらいなのでどう書いていたのかぼんやりとしたイメージしかない。悪口が聞こえてきて、日本全国に噂が広がってしまう、そういうふうなものだったと思う。七〇年代の終わりくらいである。

一九九二年に再発し、初発では心因反応という病名だったが、非定型精神病という名前に病名が変わった。ほどなく、非定型精神病は分裂病の周辺群であることを知った。市内にあった在地の書店を巡って、医学書を立ち読みしていた記憶がぼんやりと思い出される。当時の主治医からは禁止に近いほどの強さで、医学書を読むことは抑制されていたが、秘密にしながら読みあさっていた。ほんの少しくらいつつ知識が増えた。一九九四年にNHKの番組「驚異の小宇宙 人体II 脳と心　第六集 果てしなき脳宇宙～無意識と創造性～」という番組があり、今は亡き父とお茶の間で視聴した記憶がある。父は食い入るように番組を見て、終わりに両手でマルをした。父にとってかなりの救いになったと思う。確証は得られなかったが、この病気は否定的な面ばかりでもないかもしれないと思い始めた。中井先生のS親和者とか微分回路、積分回路という言葉に出会ったのはもうちょっと後の時期だ。精神分裂病という名前に対して、恐怖感とともに憧憬の念も混じり始めたのはその頃からだと思う。

したがって、二〇〇二年の病名変更によって統合失調症に変わったとき、単なるラベルの変更であり、実態は変わっていなくて言い換えたものに過ぎないと思った。関わっていたのは医療だけで、精神福祉のほうからは外れていたので軽症化の話とかぼんやりとしか知らなかった。


【星礼菜】 分裂病の病名は子供のころ『家庭の医学』で知りました。最後に廃人になると書かれていて非常に恐ろしく思いました。二〇歳代になり自分という人間について悩み心理学の本を読みました。その中で分裂病気質という言葉を知りました。その本からは分裂病気質は社会で必要とされない不幸な人間であると読み取れて、自分もそうに違いないと思い込み、憂うつでした。

分裂病から統合失調症に変わったことは新聞で知りました。他にも看護婦が看護師とかいろいろと名前が変わるなあと思いましたが、時代の流れからはいつも取り残されたような生活でした。

私の病名告知は入院後まもなくでした。「統合失調症です」と医師に言われてもあまり衝撃はありませんでした。薬の表が医師の机に貼ってあって、この病名なら薬を飲むんだろうなあとぼんやり考えていました。

幸い退院できて就職できたことで発病の直接の悩みは解決し、そしてこの病気について勉強させてもらう機会も多くあったため、偏見はあまりなくなりましたが、分裂病というとどうしても孤独な一生を病院の個室で終えるというような悲壮なイメージが湧きます。マスコミの描くイメージの影響も受けているのかもしれませんが。

書類の病名の欄に統合失調症と書くときがありますが、分裂病と書くより気が楽です。少なくとも不治の病という暗い重さは少し取れてきているような感じがします。でも謎めいた感じは少し残っている気がします。心の病気なので仕方がないのかもしれませんが。

【松元】 今世紀初頭、病名変更が話題になっているころ、ニュース番組で、厚生労働省に病名審議会なるものがあると知りました。私はその時期に前後して発症しました。生まれたばかりの「統合失調症」。聞こえのいい病名で少しホッとした感じを持ったものでした。しかし心の病なのです。
親父が小学校の先生ということもあって、学校保健の観点から精神分裂病という言葉を小学生のころから知っていました。今通っている精神科病院もその当時から知っていました。当時、その病院を見た時、奇声を発したり、走り回ったりと人間こうもなるものかと思ったものです。それが今、自分がお世話になっているとは皮肉な話です。しかし、病院のイメージは変わりました。あの重い鉄格子はなく、逆に明るいイメージです。これも当事者の意識を変える大きなことだと思います。ハードが変わればソフトも変わらねばということなのでしょうか。

「精神分裂病」と聞くと生々しく、入院中に出会った患者の外見からの視点が強い感じを受けます。聞こえも当然良くありません。それに比べ、「統合失調症」という響きは差別感もなく、なんとなく良い。それによって、町を闊歩する際、世間的な引け目という感情がやわらいだように思います。

「統合失調症」の私なりの解釈は、「人間を司る、つまり統合する頭脳が調子を失う病」でしょうか。的確すぎて何も言うことはありません。この意味によって、同類（病）の人たちへの視点（線）も、以前より嫌悪感というか排除感、そういった壁が多少なりとも無くなったようにも思えます。社会の空気を一掃する魔法の言葉でもありますが、しかし心の病であることに違いはないのです。

二．統合失調症の特徴

【あい】三つの特徴が挙げられます。一つめは、完璧主義と緊張感の強さです。私は統合失調症になる前は、医療事務の仕事をしていました。今考えてみて、一緒に働いている人達よりスピードは遅いのですが、ミスが少ないほうだったと思います。私は完璧主義なところがあり、ミスをするのが嫌で、かなり神経を集中させて仕事をしていました。リラックスした中での集中ではなく、強い緊張感の中で、体をかたくしての集中でした。おかげでミスは少なかったですが、自分自身疲れていました。また、一緒に働いている人に対しても、今より厳しく見るところがあり、ちょっと手を抜きがちな人に対してイライラしたりしていたように思います。

二つめは、言葉によらずに人と通じているような感覚です。私は発病前、スポーツジムに行っていて、スタジオでレッスンを受けることもありました。スタジオのレッスンは、インストラクターの方が前に立ち、音楽に合わせて体を動かす、というものですが、私はそのインストラクターの方と、何か気持ちが通じているような感覚を持っていました。実際、あるインストラクターの方から、告白めいたことを言われて、もしかしたらその方とは通じるものがあったのかもしれませんが、それをきっかけに、私は他の方とも気持ちが通じているような感覚を持つようになりました。その、あるピアノのコンサートに行った時にも、ピアノを演奏している方と、何かが通じているような感覚を持ったことを覚えています。

三つめは、心の傷にこだわったことです。私は病気になる前、母親のしたことに対して傷ついた思いを持っていて、時々それを、母に怒りとしてぶつけることがありました。でも、今思うと、私の心の傷はすでに癒えていたのに、自分の中でごちゃごちゃと考えては母にあたる、ということをしていました。統合失調症になって、自分の中でごちゃごちゃ考えるくせが病気を引き起こしたように感じ、それをやめました。また、母にあたることもやめました。

【有川】私の病気の特徴は、幻覚妄想です。最初に起こったのは「幻覚」でした。生物や無生物の気が見えました。その後、「幻聴」が聴こえるようになり、幻聴に導かれるまま東京中を徘徊し、その中で、「新宿中が真っ赤に染まり、人々が血まみれになる」という光景が

「幻覚」として現れ、「原爆が落ちた！　第三次世界大戦が勃発した！」という「妄想」に発展しました。

他に特徴を挙げるとすれば、週の時間割を細かく作り、無理すぎる目標をたて「変わらなきゃ」と思う、自己変革志向です。自分の限界以上のことをしようとする。また、「父が死んだらどうしよう」と、先のことばかり考えて焦りやすいこともそうでしょうか。

【エピンビ】この病気の特徴は、急性期の、あの神秘がかった体験である。それまでの生活上の行き詰まりがいよいよ行き着くところまで行き着いたところで反転して、出口の見えないトンネルを抜けて花園に出たかのような感覚になったことである。

春の風物が意識の変容のきっかけになったのか、意識が変容しつつあった背景として春の風物があって、意識の変容を増幅させたのかはっきりしない。「桜」「卒業」「入社」いろいろ象徴になりそうなカードが並ぶ。「占いの言葉は本当だ」と思った。日常の認知がおぼろげになって物事の輪郭がはっきりしなくなり、その替わりに日常の背景になっている象徴的な姿かたちが表面に浮かび上がってくるそういうふうな感じだった。

つかの間の晴れ間のような感じで、急性期の意識から普段の意識に戻ったひとときがあった。しかし、残念なことに、天才になった自分がまた普通の人の意識に戻ってしまったと思い、天才である自分を取り戻そうとして、また急性期の世界の中に戻っていってしまった。外側から評価される状態とは真逆の評価を内側からはしていたことになる。

急性期の中にも構造があって、かろうじてと他人と会話が成り立っていた期間と錯乱のさなかにあって他人とはまったくコミュニケーションが成り立たない期間があった。

「聖なる声を聴いた」体験は後々まで尾を引いた、身体感覚を伴う不思議な体験は初めてで、免疫がなかったため激しく反応した。一方、入眠時での体感幻覚はその後、一時的に半ば日常的に体験するようになった。慣れるまで不思議感はとれなかったが、生理的に捉えようとする傾向は強まり、霊的に解釈することを忌避した。話が難しくなってしまうような気がしたからだった。急性期の身体体験とその後の体感幻覚との区別ははっきりつけることができない。受け止め方とか心理的な反応として激しく反応するかしないかの違いもあるのではないかと思う。

急性期体験との折り合いは、私はたまたま「体験したものをそのまま現実として信じる」タイプではなかったことである。そこは生物学の教育、訓練の履歴も役に立っているかもしれない。また、急性期体験はネガティブな体験として捉えられることが多いが、私は知的好奇心をそこに向けてしまった。それはよくも悪くもある。心の傷として定着するのを防いだ点もあったが、その引き替えとして一種のライフワークとなり、病気中心の人生を選んでしまったようにも思う。

【星礼菜】 講演の中で中井先生は、中原中也が「宇宙の真理すべて了解と書いていた」と語っていますが、私の発症時もそうで、根拠もないのに何でもできる気がしたことが特徴の一つでしょうか。現実を受け入れられず、架空の物語の主人公であると信じこんで行動するようになりました。あまり眠らず、食事は取ってもあまり栄養が取れていない状態なのに活動的に一日中歩き回っていました。死への恐怖を覆い隠すため、誰にも本当のことは話しませんでした。

情がほとんどの行動を支配していて、心の傷の痛みを抑えるためにすべての事実をねじ曲げて受け取っていたようです。たくさんの考えが素早く浮かび、感情の起伏が激しくて大胆になり、大きな決定事項をすぐに決めてすぐに投げ出しました。外からは見えない大きな悩みを抱えているので、話を聴いてもらえて一緒に解決策を考えてもらえたら助かります。家族、友人や知人、相談所、入院先の病院の専門家など、つながりはたくさん見つけた方がいいと思います。

【松元】 私の場合、うちの会社で出している雑誌のタイトルと同じで、「シナプスの笑い」

といいますか、シナプスが笑っているそのものです。「つながりがずれている」ということです。正解も、良く調べてから導かれる場合もあれば、そのまま放置してしまう場合もあります。これはいずれ変な方向へと導かれる場合があるのでよくありません。田舎もんなのでしょうか、それともぼっけもん（大胆な人、という意味の鹿児島の方言）なのでしょうか？　情報を正確に把握できないことからきた「シナプスの笑い」、そんなところでしょうか。方向が分からなくなってしまいました。特徴は軽症だが永い。とにかく永くこの病気はまとわりついています。「つく」という言葉がありますが、そんな気持ちにもなる嫌なやつです。

三．回復の阻害要因と対処法

【あい】私は、発症後、自宅で半年療養し、その後、デイケアを週三日程度、就労継続支援Ｂ型事業所（喫茶店）を週二日程度、そして今のＡ型事業所に一日三時間の週二日から勤務しました。服薬後、私の症状であった妄想もなくなっており、体調もよかったのですが、自由な時間がありすぎ、家に帰ると寝てばかりいました。趣味や自分の関心のあることをしてみようという気持ちにはなっていませんでした。まだそこまでの元気がなかったこと、自分が何に関心があるのか、よく分からなかったからだと思います。暇な時間がありすぎることが、回復を阻害しているように思います。その後、少しずつ仕事の時間が増えるにつれて、生き生きとした気持ちを取り戻していきました。仕事の時間が増えると、生活のリズムもだんだんと整うようになっていきました。また、ＷＲＡＰ（元気回復行動プラン）との出会いも、私の生活を回復の方向へと進めてくれたと思います。

【有川】回復を阻害していたのは、誰にも相談できなかったことです。しかし、『シナプスの笑い』を知り、作品に自分の体験を綴ることによって、病気を客観視できるようになりました。入社後も、編集会議や課題などで、自分の中で胸の内を整理できていったことが回復につながったと思います。他人の話を聞いて、みんなそれぞれすごい苦労をしてきたのだと思いました。投稿作品も読んでいて心が痛みます。しかし、今でも思うのが、「電気ショック治療」さえなかったら、こんなに慢性化しなかっただろう、医療不信も続くことはなかっただろうということです。治療後は随分長い間、ぼーっとして一日中寝ていることが多く、会話もなく、ある意味「痴呆」状態になってしまっていました。

【エピンビ】普通は年月とともに急性期の体験にもかさぶたができて、記憶の奥のほうにしまい込まれていくのかもしれないが、私はそうならなかった。その要因の一つが、「病気の研究」である。一種のライフワークとなり、病気中心の人生を選んでしまった。図書館で要塞のように本を積み上げ「研究」している様はいかにも異様であり、人にも避けられる。それでもやめることができない。毎日入ってくる情報は過剰であり、頭の中は日常的にぐちゃぐちゃである。「全ては繋がっているので」、さまざまな分野が多かれ少なかれ机の上に並んでしまう。主治医もそれには苦笑いである。いきがいになってしまっており、それを取り上げたら何も残らないからである。発信先はSNSである。コメントはまばらだが秘かに閲覧されてくださる方々もいて感謝している。自分が自覚しているよりも、社会的な影響力は大きいのではないかという推測は、自己を肥大化させる原因にもなっていて、精神健康を悪いほうに追いやる結果にもなっている。はっきりしないことはネットがらみでは多く、思い込みを募らせる。ネットは職場でゆるやかに管理してもらっており、スタッフとの駆け引きの場にもなっている。

【星礼菜】将来への不安で、相談する人もなく、自分でも出口が分からず、自分への無力感を感じていました。予期せぬ不意打ちで傷ついた心の痛みが何度も甦りました。強い劣等感で自分が受け入れられず人生を孤独で無為に過ごし、そのまま破滅するという確信がありました。

その場では割り切った行動をしても、置き去りにされた感情から、人を恨む気持ちや不当に扱われているという怒りに苦しみました。そして、愚かしい自分の言動が許せず、生きていることへの罪悪感を覚えました。

将来への不安には就職し、働きながら勉強をしています。ヨガを練習して体力をつけるようにしています。お金に関しては家計簿をつけています。

心の痛みがひどいときはたくさん眠って夢を見ます。自分への無力感、劣等感にさいなまれるときは今できることを数えます。感情的になっているときは好きな絵を見たり、ヘアスタイルやファッションについて考えます。自己批判から抜け出せないときはそれについては考えすぎないよう読書をします。他にも音楽を聴いたり、緑を見ると癒やされます。

【松元】自宅が駅の近くなので、高校の通学生や列車の往来があり、あまり静かな環境とは言えません。気が休まるどころか、逆に気が立ってきます。対処法としては外を見ないで、テレビや本を見て、視線を濁らすというか、内に向ける、横になる、です。

出掛け先、職場では、まず空気が回復を阻害していたように思います。故郷に帰ってきたとき、昔とはずいぶん違って感じました。これは、慣れしか対処法がなかったです。職場での阻害要因は主に能力に関するものだった。この仕事はできるか否か、分かっているのか、など。職業指導員のおかげさまでここまでこれた気がします。それが結果的に昇華されて回復につながると思っています。

四．回復を促すもの

【あい】睡眠とゆっくりすること。

毎日の睡眠を大事に考えています。また、少し無理をしたな、疲れがたまったなと思う時は、ゆっくり休むことを優先するようにしています。

統合失調症になってから出会ったものにＷＲＡＰ（Wellness Recovery Action Plan の頭文字をとったもの。元気回復行動プラン）があります。私は、地域活動支援センターで、月に一度、ＷＲＡＰのオープンクラスに参加していました。クラス内では、ほとんど発言することはなかったのですが、「聴くだけの参加でもいい」という雰囲気の中、安心して参加を続けていました。発言を促されることもなく、そのままの私を受け入れてくださいました。ファシリテーターをされていた方がファシリテーター養成研修への参加を勧めてくださり、研修を受け、ファシリテーターをするようにもなりました。クラスに参加してくださる方の前で、自分の経験や思いを話す機会もあり、そうやって自己開示していくことは、私の回復を促進していると感じています。

また、ＷＲＡＰには「元気に大切な五つのこと」というリカバリーキーコンセプトがあります。その中の「自分のために権利擁護すること」という考え方を学び、私は自分のことを大切にする選択ができるようになってきたと感じています。自分の感じていることを素直に人に伝えることができるようにもなりました。例えば自分にとって不本意なことやいやな気持ちになることを言われたとき、冷静に、率直にそのことに対する思いや自分の考えていることを相手に伝えることができ、話ができたという経験もあります。そのいやな気持ちを持ったことを、相手に伝えるか伝えないかを自分で選択できるということも、ＷＲＡＰから学んだことです。

ＷＲＡＰのファシリテーターをされている方たちは、みなさんとても生き生きしていて、自分のやりたいことを実現されていく印象を私は持っています。そんな方たちと出会い、統合失調症になる以前から、いろんなことを、やる前からあきらめがちだった私も、一歩でもいいから、自分の進みたい方向へ踏み出してみようと思えるようになりました。自分の本当に思っていることを話せる仲間もでき、自分の本当の思いを話すということは、自分を前に進めてくれる一つの要因になっているように思います。

ＷＲＡＰとの出会いや自分の考え方の変化によって、統合失調症を経験する前よりも、生きやすくなっているように感じています。

【有川】回復を促した要因は、父と猫と暮らした島での長い静養生活です。その後は、仕事です。コンスタントに仕事に通うことや父との毎日の電話。年末の、兄夫婦を合わせた家族四人での年越しなどがあります。職場と家族の愛情によって私は支えられています。

いきなり、社会に復帰したのではありません、長い静養を続け、体験記などの創作生活をし、自立訓練に通い、ラグーナに入社しましたが、なかなかフルタイム勤務になれず、人生に対する焦りが膨らみ、そこで大学受験を志したのですが、無理をして再発しました。島での休養から会社復帰を果たしましたが、最初は勤務時間が少なく、ショッピングモール通いを続けていました。でも、だんだん勤務時間が増え、精神的に余裕ができ、読書を始めました。そして夢（小説家になること）と会社での校正や入力作業をがんばり、五〇歳台ぐらいに満足のいく作品が書ければいいという余裕ができました。

【エピンビ】 急性期の体験はネガティブなものとして捉えられることが多いが、私はそうならなかった。急性期によって救われたし、急性期の体験が「研究」の対象となったからである。島崎俊樹の『人格の病』に出てくる患者は、本を読む人が多かったころの患者であるが、その患者たちと同様に私もかなり詳細に体験を言語化して、急性期の出来事を距離をもって眺められるようになった。

『中井久夫と考える患者シリーズ』で体験記を執筆したとき、中井先生が書かれていた急性期の極期での患者の実在体験の中身について、患者側から見た光景をある程度書けたのではないかと、秘かにプライドをもっていた。しかし『人格の病』に登場する患者たちを読んで、「考える患者」たちはそこにはぞろぞろいたことを知った。そういう感じでものごとを知ることによって、自分を「高く」位置づけることも、急性期のあの神秘がかった体験についてこだわりすぎることもなくなった。そういう相対化にも「研究」は役だったと思う。光と影の双方の面に対して、距離をとって眺めることになり、「資料化」という新たな課題を持つことができた。「聖なる体験」にしがみつくのではなく、一介の患者の体験の記録として、自由に利用して役立ててもらうことをむしろ望むようになった。

【星礼菜】規則正しい睡眠と食事が大切です。無理なくできる仕事があることで引きこもりがちな心理状態を外側へ向けることができます。自分ではできないと思っていたことで、挑戦すればできるような小さな一歩を信じてもらえることでやる気が起きます。その一歩を歩めるように支えてもらえることで、努力することにやりがいを感じます。

体調や悩みなどを聞いてくれて気遣ってくれる人がいることで、自分の考えも適度にまとまります。言いにくいことでも本当のことを言ってくれる人がいることで、偏った考えがほぐれます。良心を疑われないことで自分でも自分を信頼できる気がします。精神的に支配されず自由に考える時間があることは、息がつける気がします。

【松元】仕事があること、仕事をすること、です。しかしそれには自由出社、自由退社など融通のきく勤務であること、職業指導員がいるといった条件が重要です。内的には、自宅など気の休まる場所があることです。入院中の規則正しい食事と睡眠を、退院後取り入れています。しかしこれが回復を促しているのかどうか疑問が残ります。時々ランチなど外食も効果があると思います。外泊も同じことでしょう。大きな柱としては、外は仕事、内は食事と睡眠、この二点だと思います。

第三章

講演の理解を深める　患者と医師の対話

考える患者たち／高宜良・胡桃澤伸

Q1　診察時、医師と患者とのあいだで行われる「正しい受け答え」とはどのようなものでしょうか？　また、医師が薬を処方するとき、患者のどのような情報で判断するのでしょうか？

高　患者さんとのあいだで「正しい受け答え」というものを意識して診察したことはないのですが、お互いに「わからない」を大事にしあう関係性から、実り多い受け答えは生まれるのではないかと思います。

これは、土居健郎先生の「何でも彼でもすぐにわかってしまう面接者が今日あまりにも多い」、「相手の精神状態の種類別をすることだけでは精神科的面接はその目的の半分にも達しないこと、しかしそれにもかかわらずそのことだけで事足りるとする面接が多すぎる」という指摘（土居健郎『方法としての面接』医学書院、一九七七年）と、中井久夫先生の「わかったつもり」を疑い、「あなたのために」という傲慢を諌める姿勢（中井久夫監修・解説『中井久夫と考える患者シリーズ3　統合失調症は癒える』ラグーナ出版、二〇一七年）から、考えたことです。

医師側は安易にわかったつもりにならずに、「わからない」部分を大切に扱う、患者側は診察時に「わからない」ことがあれば、疑問や不満を伝えていく、そのような関係性が私にとっての診察時の理想ですが、実際にできているかを振り返ると恥ずかしい限りです。

医師側としては、中井先生が「語らざれば愁いなきに似たり」と引用されたとおり、表面的なものの奥に、語らないもの、語ることができないもの、語れないほどの苦しみや悲しみというものがあるかもしれないことを忘れないようにしたいです。

この質問のおかげで、処方を考えるときに、患者さんの生活の質を良くする観点よりも、症状への対処に目が向きがちになっている自分に気づきました。

中井先生は、日本の医者が精神科に限らず多剤併用になりがちなのは、症状や検査結果の一つずつに細やかに対処しようとしすぎるからではないか、とおっしゃっていました。

医者にとって症状とは先ず診断の目安である。だからいろんな次元のものが混じっている。もう一つ、本来は診断の目安としての症状と治療の目安としての症状は違うものなのだろう。双方は一致することも多いだろう。しかし、いちおう区別しておこう。(中略)

治療の目安としての症状は、第一に、それのあるなしが、病気がどこまで回復したかを教えてくれるものである。第二に、それがどの程度に患者の生活を妨げ、狭くしたり、歪めたりするかによって、症状を抑える努力がどの程度必要かどうかを決めるのがよいだろう。症状は何でも目の敵にして消してしまわなければならないとは限らない。(中井久夫「症状というもの——幻聴を例として」、『アリアドネからの糸』みすず書房、一九九七年)

精神科の場合、訴えられる症状や問題行動といわれるものに表面的にとらわれすぎずに、一連のつながりの中で起きていることとして、患者さんとともに症状の意味についても話し合い理解していくことができると、事情は変わっていくのかなと思います。患者さんから困っている症状や生活上の悩みと一緒に、薬の飲み心地や副作用、飲み忘れや飲みたくない気持ちを教えてもらえると判断の助けになります。

胡桃澤　患者が遠慮なく「問い」を発し、医師がその問いに答える。答えに納得できなかったら患者はまた「問い」を発し、医師が答え、納得できなかったらまた患者が遠慮なく「問い」を発し……を繰り返し、双方が納得する答えにたどり着いて話が終わる。あるいは、医師の答えは結局のところ役に立たないことが判明し、患者は自力で自分の「問い」の答えを探すしかないとはっきりするような受け答えが「正しい受け答え」だと私は考えます。

二つ目の「問い」についてですが、薬の処方もこの「正しい受け答え」の結果なされるのが「正しい」と私は考えています。医師が薬を処方するときに何を手掛かりにするかは医師によって違います。私が薬を処方するときは、これまでにその患者がどの薬を飲んでどうだったかという情報を最優先します。歴史の事実の活用です。効果と副作用の情報が貴重です。患者が薬を飲んでいない場合は、それまでにその患者が症状を軽くするために行ってきた自助の工夫、自己治療の経験を尋ね、その経験に沿う薬はなんだろうと考えて処方を決めます。

Q2 時々、発病初期のうちにちゃんと診察を受けていればと、後悔することがあります。でも、今の環境を考えると、これがベストだったのだと思えます。
　どのような状態になったら病院受診が必要でしょうか？　またどのような医療機関を選ぶべきでしょうか？

高　人生にもしもはないとは言いますが、初期のうちに受診していたら、どのようになっていただろうか、とは考えてしまうでしょうね。あの時ああしていればと後悔することがあっても、結果的にこれで良かったのかもしれないと今は思えるのは、今の環境との相性がいいのだろうなと感じました。中井先生は「人生は幸運と不運ではなく、出来事でできているんだよ」「出来事はハプニング、ハプニングはハピネスにつながる」とおっしゃっていました。過去と他人は変えられない、と言いますが、おそらく、今のありかたで、過去の選択の意味は変わってくるのでしょう。どのようなときでも、「今ここ」から、より良いほうを選択する自由意志が、人間には許されていて、自分と未来は変えられるし、結果として他人と過去の意味も変わるのだろうと信じたいです。

中井先生は、「統合失調症は少なくとも二日以内に治療を始められれば非常に軽くすむのではないか」、「二週間不眠が続いた後に二日間全く眠れず頭が冴えるようだったら必ず受診するように」と仰っていました。不眠や頭の忙しさなど「何か変だな」と不調を感じたら、三日目まで我慢しなくともかまわないです。できるだけ早く精神科や心療内科にかかってほしいです。

有名な病院や地位の高い医師にこだわらず、威圧的でなく質問しやすい雰囲気の医師との出会いを大切にしてください。治す側と治される側が分断されていない医療機関、ご本人とご家族と治療側の「呼吸合わせ」の相性が合う医療機関が望ましいと思います。

中井先生は「ほどよい精神科病院」として、一番重要なのは「患者の顔」であり、「患者の顔色がよく、表情があり、生き生きとしているならば、その病院にはたぶんよい治療的雰囲気がある」とされています。また、「建物の感じ」も「あたたかみ、清潔感、キレがよい感じ、こちらを迎え入れてくれる感じがあれば」良く、この「感じ」は、「建物の建て方よりも、玄関まわりへの配慮と、事務室の雰囲気によるところが大きい」、「事務の応対の感じは大切である」ともされています（中井久夫「付録1 精神科病院についての覚え書——精神科病院はどうあるのがよいか」、中井・山口『看護のための精神医学』医学書院、二〇〇一年）。

胡桃澤　中井先生は「二日不眠が続き、三日目になって頭が冴えて、『これまでできなかったことがなんでもできる。自分は生まれ変わった』という気がしたら精神科を受診したほうが良い」と言っています。この状態になったら精神科を受診したほうがよいと思います。薬がよく効きます。夜眠れない状態になったら病院を受診するというのを基準にしたらよいと思います。どのような医療機関を選ぶべきかについては、まず以前に診察を受けた医師でよかったと思う医師がいたらその医師の外来を受診するのがよいです。そういう医師がいない場合は、近くの医療機関を受診するのがよいと思います。受診先は精神科か心療内科、どちらでもよいです。診察を受けてみて、安心、納得できる診察であればその医師のもとへ通院を続け、そうでなければ別の医療機関を受診して、安心、納得できる診察をする医師に出会うまで受診を繰り返すことになりますが、実際はそういう診察をする医師にはなかなか出会えません。いくつか受診してみて、一番ましな医師、医療機関に決めるのがよいと思います。妥協です。（冒頭の中井先生の言葉は広英社が作成している「ストレスをこなすからだの不思議」という冊子の八ページに、ほぼ同じ内容が載っています。私は中井先生から直接にこの言葉を聞き、自分なりに記憶していますので、冊子に載っているとおりの言葉ではありません。臨床の知恵というものはこうして少しづつ変化してゆきます。それを良しとするか悪しとするかはその時その時で答えが変わる、おもしろい現象です）

Q3　統合失調症になりやすい人はどんな人ですか？　また、統合失調症になりやすい環境がありますか？

高　まじめな人、こころのきれいな人しか統合失調症にはなれないのではないかとかなり本気で信じています。統合失調症の患者さんは手を抜くこと、休むことが苦手だとよく言われます。まじめという長所ゆえの落とし穴です。一三七ページにも関連することを書いているので参考にしてください。

胡桃澤　ごめんなさい。どちらもわかりません。時々、この質問の答えのようなものを読んだり、聞いたりしますが、私はいつもほんとかなと首をかしげて聞くようにしています。

Q4　恐怖は統合失調症の原因でしょうか？

高　原因というよりは統合失調症の始まりの時に体験するものだと思います。この体験が症状や経過に強く影響を与えるのだろうと考えています。

胡桃澤　ごめんなさい。これもわかりません。統合失調症の原因はいまもわかっていません。余談ですが、統合失調症と恐怖について考えるのであれば、恐怖をやわらげ、鎮めてくれるものについても考えるのがよいと思います。そんなものがあるのかと思うかもしれませんが、中井先生のこの講演の恐怖についての語りには恐怖をやわらげ、鎮める効果があるように私は感じます。「本当につらいところを私もわかっているんだよ」とささやいてくれているような、そんな感じです。ちなみに私は夏目漱石が「おそろしさ」について書いた文章が好きで、恐怖について考えるときはいつも思い出します。夏目漱石も恐怖に苦しんだ人だったのだと思います。恐怖をやわらげ、鎮めてくれるものをひとつでもふたつでも見つけておくことはとても大切だと思います。（ここから三行前に書いた「夏目漱石が『おそろしさ』について書いた文章」を明記するように校閲の方から求められたのですが、お断りしました。大切なものはそう簡単には教えないという秘密の保持の実践です。求められても拒絶する能力を発揮することは統合失調症の人にとっても、そうでない人にとっても、こころを守るために必要です）

Q５　統合失調症を特徴づけるもの、もしくは本質は何でしょうか？

高　山中康裕先生がある座談会で話された統合失調症の定義、「まもりが本当に薄くてちょっとしたことでも影響を受けてしまう人たち」という表現が、私にとっては一番しっくりきます。

「まもりというのは精神分析用語では『自我防衛』などとわかりにくいことを言っていますが、要するに何が言いたいかというと、自分――セルフのまもりが弱いのです。普通の人は自分でも気づいていないのですが、二重、三重、四重にまもられているのです。ところが統合失調症の方々はまもりが非常に薄いのです。僕の統合失調症の定義は、『まもりが本当に薄くてちょっとしたことでも影響を受けてしまう人たち』なのです。」と山中先生は語っておられます（山中康裕ほか「〈座談会〉ヌミノース体験の世界を語る（前編）」、『統合失調症のひろば４』二〇一四年秋号、八七頁）。

山中先生は「もちろん、統合失調症ではなくても守りの薄い人はたくさんいます」とも述べておられますので（山中康裕・岸本寛史『コッホの「バウムテスト［第三版］」を読む』創元社、二〇一一年）、守りの薄い人が全て統合失調症というわけではないのですが、「まもり」が本当に薄くてちょっとしたことでも影響を受けてしまう」と考えると、統合失調症患者さんの体験していることがわかりやすくなると思います。

胡桃澤　「特徴づけるもの」と「本質」は別のものかもしれません。が、「特徴」と「本質」をえり分けることができないほど、統合失調症という「病気」の定義はあいまいです。統合失調症とはなんだろうか。統合失調症という病気はほんとうにあるのだろうかという疑問はいまだに解決されていません。中井先生がこの講演の冒頭で、病名と精神病院の起源について語っているのはそのためです。統合失調症という病名にたどり着くまでの歴史を知ると、えっと驚くかと思います。躁病、うつ病には二千年を超える歴史があるのに、統合失調症の歴史は二百年に届きません。先に精神病院ができてそのあとで病気が「見つかって」、病名がつき、その名前がいくつか変わり、今の日本では「統合失調症」になっています。この歴史が、統合失調症を「特徴づけるもの」であり「本質」とする立場があってよいと私は思います。

統合失調症という「病気」の特徴、本質については、人によってさまざまな「特徴」「本質」が提唱されています。中井先生がこの講演のなかで紹介している、「知情意の統合が失われている」というとらえ方を統合失調症の「特徴」「本質」として採用している人がいます。中井先生がこの講演のなかで言っている「アンテナが敏感になる。ささいな兆候を先取りする」を統合失調症の「特徴」「本質」と考える人もいて、私は中井先生のもとで学びましたので、この考えに近いです。そのほか、統合失調症を「対人関係の病」「甘えを知らない」「自明性の喪失」「精神を無理やりにでも統合させようとする病」などの言葉でとらえ、「特徴」「本質」としている人もいます。

話はもどりますが、「統合失調症」の「特徴」「本質」を考えるときには、統合失調症という病気、病名の歴史について知ることが大切です。歴史を知らずに最新の考え、流行りの考えにとびつくと時間と労力の浪費になってしまうように思います。私が中井先生を信頼し、中井先生のもとで学ぼうと決めたのは中井先生が歴史を無視せず、歴史を教訓に将来に備える姿勢を持っているからです。

Q6 「病圧」という言葉は、お医者さんらしい言葉で気に入りましたが、患者にかかる病圧を具体的に教えてください。

高 質の悪い睡眠、焦り、警戒心の高まりによる感覚の過敏さ、思考のまとまらなさ、脅かすような内容の活発な幻覚妄想など、患者さんの自己回復力を阻むような症状全般だと思います。

中井先生は統合失調症に「押しやろうとする圧力」を「病圧」、治そうとする圧力を「寛解圧」(「回復圧」)と呼び、この二つの圧力の関係で、病の経過が決まっていくと考えておられます。気象学をモデルにして、病圧が強い「病ベース」から寛解圧が強い「寛解ベース」(「回復ベース」)へとベース・チェンジするときの不安定な状態を「臨界期」と名づけられました(中井久夫「分裂病の寛解過程(談話)」、『兵庫精神医療No.9』兵庫県臨床精神医学研究会、六〇―六八頁、一九八八年)。

胡桃澤 質問者の意図とは異なると思いますが、「お医者さんらしい言葉」という表現は皮肉になっていますね。面白いです。中井先生はこの講演で「病圧」という言葉を使っていますが、私は使いません。わかりにくい言葉だからです。私のこの回答は、中井先生の講演録を読んで、たぶん中井先生はこういう意味で「病圧」という言葉を使っているのだろうという想像です。幻覚や妄想、考えがまとまらないといった統合失調症の症状や、あせり、不安、恐怖など統合失調症に伴う不快な状態が生活に及ぼすマイナスの影響を中井先生は「病圧」という言葉で表現しているようです。病気の勢いに押されて、健康な部分が一時的に脇に押しやられている、閉じ込められているという見方を使うことで、病気の面が今は目立っているが実はそれに隠れて健康な面が回復を目指して働き続けているというイメージを中井先生は伝えようとしているのかもしれないと思いました。

Q7　統合失調症が悪化する要因にどんなものがありますか？　また、回復する要因にどんなものがありますか？

高　悪化要因は無理を強いる環境、回復要因はゆっくり休息できる環境、でしょうか。中井先生は「睡眠の効率の悪さがもっともありふれた回復妨害要因」とされていて、悪化にも回復にも睡眠の質を要因として重視なさっていますね（中井久夫「分裂病の慢性化問題と慢性分裂病状態からの離脱可能性」、『分裂病の精神病理5』東京大学出版会、一九七六年）。睡眠に加えて、「生命」の源である栄養と食事、光も大事な回復因子だと思います。

中井先生は回復期の患者さんには、自分の身体感覚を取り戻すこと、自分の感情を一つでも言葉にできること、を意識して診療しておられました。おそらくサリヴァンの治療論を取り入れておられたのだと思います。

ところで、WRAP（元気回復行動プラン）は、悪化したときの対処法や気分をよくするための具体案が豊富に示されているので、試してみて自分に合うと感じる人にはお勧めしたいです。

胡桃澤　思いつくまま並べてみます。

悪化する要因

・変薬、減薬
・お金がなくなる
・お盆やお正月に親戚に会い、無遠慮にあれこれ尋ねられる
・テレビや新聞で精神科のことが話題になる
・地震、台風などの自然災害
・役所での手続き

・根掘り葉掘り質問される
・主治医が変わる

回復する要因
・薬が合う
・からだの病気になる
・主治医が合う
・お金の心配がなくなる
・友だちができる
・家族が助けてくれる
・畑をする
・趣味に凝る

以上です。私が思いつくのはこれぐらいですが、きっとほかにもあります。医者でなくても当事者や当事者の家族、友人で知っている人はいますから、尋ねてみるとよいと思います。

Q8　回復を下山に例えておられますが、そのとき気を付けなければならないことは何ですか？

高　回復時には治療者側も気が緩みます。そのためにお互いのつながりが薄くなることを、主に治療者側への注意喚起として「下山時の遭難」と中井先生は表現しておられます。この「寛解過程から慢性化状態への移行に際して、一度、治療関係が行方不明になる」「導きの糸喪失体験」に村澤先生たちは着目しておられます（村澤真保呂、村澤和多里『中井久夫との対話――生命、こころ、世界』河出書房新社、二〇一八年）。

中井先生が回復期に描画を取り入れるのは、お互いのつながりや回復への見通しを共有するためでもあると思います。

患者さんやご家族には、回復を急ぎすぎないで、ゆっくり山を下りてほしいと思います。就学や就労など目に見えやすい「社会的回復」にとらわれすぎずに、消耗した「生命力の回復」を大切にしてほしいです。「病気の前と比べない」、「病気の前より安定した状態をめざす」、「遅れをとったと焦らない」、「病気の最中や後というのは非常に疲れやすい」、「一歩一歩順を追って」（中井久夫「『いいところを探そう』という問題」、『精神科医がものを書くとき』ちくま学芸文庫、二〇〇九年）などといった中井先生の言葉を参考にしてみてください。

胡桃澤　山を登っているときは頂上が見えているのでどこに行こうとしているのかがはっきりしていますが、「下山」には頂上がなく、どこを目指しているのかわからなくなることがあります。このことを知っておいたほうがいいです。中井先生もこの講演の後半（六二～六三ページ）でこんなふうに言っていますすとね、「ところがだんだんよくなってきますとね、めやすがはっきりしなくなってくるのです。自分がやっていることが、回復にプラスになっているのかマイナスになっているのかわからないです」「ともかく、回復が進んでくると、めやすはご本人にもわからない。周りの人にもわからない。医者にもわかりにくくなります」「山を降りる時、最初はかえってわかりやすいのですよね。医者にもわかりやすい。家族にもわかりやすい。ところが途中でもういいのじゃないかとじれてくるのですね」「それと同時に見通しが利かなくなってくる。これはもうお互いに、ご本人も家族も医者も焦らないことです」。

では回復とはなんなのかをはっきりさせないといけなくなります。中井先生からの受け売りですが、私は「回復とは病気になる前の状態に戻ることではありません。病気になる前よりも広がりがあって安定した生活に戻ることです」と診察で言うようにしています。医者になったばかりの頃は、中井先生が言っているんだから正しいのだろうと思ってこの言葉を使っていましたが、今はこの言葉は正しいと納得して使えるようになりました。

（ここから四行前に「　」で囲んで載せた中井先生からの受け売りの言葉がどの本のどこに載っているのかと校閲者から尋ねられて調べてみたのですが、見つけられませんでした。探し続けていたらからだの調子がものすごく悪くなったので探すのをやめることにしました。なんていいかげんなと思われるかもしれませんが、先人の教えを吸収するというのはこういうことだと開きなおることにします。校閲の方が私のこの開き直りを許してくれることを願っています）

Q９　統合失調症になる方の「傷つきやすい時期」とはいつでしょうか？

高　「傷つきやすさ」がこの病気の「病理の本質そのものに書き込まれている」と内海健先生は述べておられます（内海健『「分裂病」の消滅――精神病理学を超えて』青土社、二〇〇三年）。これも「まもりの薄さ」によって「影響を受けてしまう」ために傷つきやすいのだと考えると私には理解しやすいです。

その中でも特に傷つきやすい時期は、中井先生のいわれる「いつわりの静穏期」かもしれません。「臨界期の苦しい身体症状が消失し、もう治ったと思えるような静けさ」で、「身体のリズムががたがたに乱れているのに、本人はすごく快調を感じる。全く眠れないのがふつうであるが、頭は奇妙にさえ、からだは静まりかえっている。何事も偶然とは思えず、そこからしだいに恐怖がつのってくる。まわりからの影響をさえぎるものがなくなり、むき出しに外界にさらされた感じ。その外界はおどかしや、ほのめかしや、ときにはおだてるような感じに満ちてくる。そら耳が聞こえる」時期です(中井久夫・山口直彦『看護のための精神医学』第2版、医学書院、二〇〇四年)。この時期には、「まもり」がなくなり、むき出しに外界にさらされた自己が主体性を失ってしまうため、外界のほんの少しのことにも自分を結びつけてしまい、傷つきやすいのではないかと考えています。

中井先生ご自身は「易傷的な時間」として、急性期における超覚醒状態、臨界期、寛解期前期の三つの時期を挙げておられます(前掲「分裂病の慢性化問題と慢性分裂病状態からの離脱可能性」)。

胡桃澤 中井先生は講演のなかで「入院のときの鍵が閉まる音だけはいつも耳の底に残っています」という例を挙げています。中井先生がこの講演で言っている「心の傷つきやすい時期」というのは統合失調症の始まりの時期にあたると思います。この講演のなかで「第一段階 覚醒が上がる」「第二段階 頭の中が騒がしくなる」と説明している時期です。この時期は外からの刺激、侵入から内を守る力が弱まり、以前であれば小さなこととしてやり過ごせた刺激や侵入が、やり過ごせない大きな刺激、侵入として私たちをおびやかします。自分を閉じ込める鍵の音は嫌なもので、傷つきのもとになりますが、この時期はそれが何倍も大きくなり、「いつも耳の底に残る」ものとなります。この時期に病院を受診し、薬を飲んだり、入院になったりする場合が多いので、医師、看護師などの医療従事者や家族の言葉が傷つきの原因になったり、初めて薬を飲んだときの体験が傷つきを生んだりします。

Q10 心の傷とどう折り合いをつければよいでしょうか?

高 心の傷には「折り合いをつける」という表現がしっくりしますね。なにか大切なものを喪う体験、自分の尊厳を傷つけられる体験を心の傷と呼ぶとしますと、折り合いをつけるためには、まず、今は傷つかないですむような安全安心な場所があること、安全安心な人がいることが大前提になります。心の傷を受けると、自分を責めるようになってしまいがちです。自分で自分に「あなたは悪くないよ」と言ってあげるのが良いと考えて、患者さんにもそのように言ってきました。それも大切なのですが、心の傷を受けたときの自分に「あなたはそのときできるかぎりの精一杯のことをした。よく頑張った」と自分で言ってあげてほしいと思うようになりました。周りの力も借りながら、少しずつ自分で自分を勇気づけられるようになると折り合いがつけられていく気がします。

胡桃澤　この質問をした方も、こころの傷とは多少は折り合いがついているでしょうから、まず自分がどのように心の傷と折り合いをつけているのかを知るのがよいと思います。心の傷がうずいてつらいときにどう過ごしているかです。その過ごし方の中に折り合いのヒントがあると思います。じっとしている人であればじっとしていることのなかに、心の傷と折り合う効果があるので、どこでじっとするのがよいか、どんなふうにじっとするのがよいかを研究するとよいと思います。自分を丁寧に観察することが、折り合いを見つけるコツです。

Q11　病気で経験した「恐怖」は二〇年経った今でも忘れることができません。誰かに話した方がいいのでしょうか、それとも心の中に秘めている方がいいのでしょうか。

高　どんなことでも、話したくないことは話さないほうがいいのです。安心して話せるまでは無理はしないでください。ただ、信頼できる人がいれば、話すことで楽になるかもしれません。話すことで体験から距離がとれ、今はもう大丈夫だと考えられるかもしれないからです。きっと中井先生にお話してくださった方も、中井先生になら語っても大丈夫、きちんと聞いて受け止めてくれると感じたからこそ、長い間の沈黙を破られたのでしょうね。中井先生の描画を中心としたアート・セラピーには、患者さんが言葉では語れないことを表現し、伝えることができやすい雰囲気がありました。

胡桃澤　秘めておいたほうがよいと私は思います。そしてQ10の答えとして私がお伝えした方法をやってみてください。誰かに話さなくても「恐怖」はやわらぐことがあります。

Q12　「妄想、幻聴が、患者さんにとっての一番つらいことではない」と書かれていましたが、一番つらいことは何だとお考えでしょうか？　あとから書かれている「恐怖」でしょうか？

高　この講演で中井先生がおっしゃっている「患者さんにとっての一番つらいこと」は、

あとから書かれている「恐怖」のことだと思われます。それぞれの患者さんにとっての「一番つらいこと」は、それぞれにあるのではないかと思います。サリヴァンが「恐怖」と「孤独」を強調したように、「孤独」も一番つらいことの一つなのではないかとも考えます。

胡桃澤　中井先生は「恐怖」と考えているようです。中井先生はこの講演のなかで、言葉にできない、話せない「恐怖」を挙げています。統合失調症を発症し、症状が悪化してゆくピークでこの「恐怖」が現れるようです。その前段階で現れる「恐怖」のひとつとして中井先生は「仲間はずれにされる恐怖」を挙げています。私が患者さんから聞いて、ああこれはつらいだろうなと実感したのはこの「仲間はずれにされる恐怖」です。そして病気になったために仲間が本当にいなくなってしまう悲しみです。ある男性の患者さんは診察で「病気になって一番つらかったのは友だちがいなくなったことです」と話しました。この言葉を聞いたときは私もつらくなり、胸が痛みました。この経験がありますので、私は「仲間はずれにされる恐怖」と「実際に仲間はずれにされること」が一番つらいことだと考えています。

Q13　自分で、「どうしてあんな妄想をしていたんだ」と思うときがあります。必要だったとは思えませんが、必要だったのでしょうか？　また、妄想はどんな「環境と心、情」で解けるのでしょうか？

高　妄想は、「恐怖」をそのまま感じるよりも意味づけるほうがまだ耐えやすい、という理由で必要だったのかもしれません。中井先生は妄想が必要かもしれない理由を「幻覚妄想は対象化、感覚化であり、言語化可能であって、これは『全存在を包み、個別感覚を超え、言語化できない恐怖体験』からの『健康化』とみることもできる」と書かれています（中井久夫「統合失調症の病因研究に関する私見」、『隣の病い』ちくま学芸文庫、二〇一〇年）。

病気が落ち着いていて安心できる環境で暮らしていると、きっと必要がなくなるのでしょうね。

胡桃澤　必要だったのだと思います。中井先生がこの講演のなかで言っていますが、妄想が夢のなかに入ってゆくと解けてなくなってゆくようです。ですので、よく眠れるようになることが大切です。夢を存分に見て、目覚めたらその夢を忘れているような眠りが大切でしょう。そのような環境、心、情を一言でいうと「安心」という表現がふさわしいように思います。「安心」によって妄想は解けてゆくというのは単純すぎる考えかもしれませんが、こころに留めておくと役に立つと思います。

Q14　統合失調症の幻聴と、そうでない場合の幻聴と区別される時に、気をつけている点があったら教えてください。

高　幻聴がどこから聞こえているか、頭の中か、外か、耳からか、過去に実際に聞いた音や声か、内容が変化するか、意味を持つものか、批判するようなものか、複数の人による会話のように聞こえるか、などです。

中井先生は「過去にいじめたりした人の声が生々しく侵入してくる幻聴」を、フラッシュバックの聴覚型であり、「数秒しか続かず、そのまま夢にも出てきて、また、出そうと思えば出せるという特徴がある。薬が効きにくいが、睡眠を深くするとよくなる。また、いじめなどの話を聞いてくれる人に話すと長期的にはよくなる」としておられます（中井久夫「症状というもの――幻聴を例として」、『アリアドネからの糸』みすず書房、一九九七年）。

胡桃澤　フラッシュバックによる幻聴を、統合失調症の幻聴と区別するように私は気を付けています。中井先生はこの講演のなか（三四ページ）で、統合失調症の幻聴は「外から誰かが、誰かははっきりしないけれども、直接頭に働きかけている」と説明しています。統合失調症の幻聴はこういうものだと私も考えています。フラッシュバックの幻聴は、あのとき、あの人が言った言葉がその人の声で聞こえてきます。あるいはあのときのあの音が聞こえます。統合失調症の幻聴とは質が違うので区別がつきます。

うつ病、意識障害（せん妄）、発達障害、思春期の人、親しい人との死別体験をした人も幻聴が聞こえることがあります。この講演の中でも中井先生が意識障害（せん妄）と思春期の幻聴について説明しています（二六ページ）。これらの幻聴と統合失調症の幻聴は、幻聴だけを比べてもどちらの幻聴なのかがわからないことがありますが、幻聴以外の症状について話を聞き、診断をつけることで幻聴を区別するようにしています。診断するときには、「幻聴があるから統合失調症」と早合点しないように気を付けています。

Q15　考えがまとまらないという状態は、そばからみると具体的にどのような感じに見えますか？　また、自分ではどのように自覚できますか？　私は、世界がまとまりかけるときが悪くなるサインです。

高　接しているときに、考えの流れが途切れている、考えのつながりが悪くなっていると感じます。話している途中でふっと会話も表情も止まったり、単語の連なりだけで文章としては意味がよくわからないメモをみたりしたときに、今は考えがまとまらない状態なのかなと考えます。

睡眠や食事に支障がでるまで何かに没頭しだしたら、まとまらなくなるサインだと気づいてもらいたいです。

「世界がまとまりかけるときが悪いサイン」と自分で分かっておられるのは、強みとして生かせそうですね。目覚めすぎ、冴えすぎの状態なのかもしれないです。気づいたら、無理を続けずに、休んだりぐっすり眠れたりできると悪くなるのをとめられそうですね。

胡桃澤　考えがまとまっている状態は見ていてわかるときがあります。滞りなく用事をしているときや何かで遊んでいるとき、からだを動かしてスポーツなどを楽しんでいるときは考えがまとまっているときだと思います。しかし、考えがまとまっていない状態は見ただけではわかりません。診察等で、その人がどういう状態かを確かめるときは、話しかけてみるとわかる場合があります。考えがまとまらない状態だと、こちらの話しかけに対する返事に苦労し、言いよどんだり、いつまでも話し続けたりして、言いたいことが文章にまとまりません。話を聞いていて何が言いたいのかがこちらにわからず、話している本人もわかっていないのが伝わります。話をすることでますます考えがまとまらなくなってゆくこともあるので、ああ話しかけなければよかったと私が反省する場合もあります。

自覚するためには「言葉」を使ってみるのがよいのではないでしょうか。自分の考えや気持ちを人に伝わるかたちに「言葉」で整理できているときは、考えがまとまっています。例えば、こんなふうに質問の文章が浮かぶときは考えがまとまっているときです。

この質問の最後にある「私は、世界がまとまりかけるときが悪くなるサインです」という一文は私にとってはちょっと謎です。ちょっと謎はちょっと謎のまま置いておくのがよいと思います。

Q16　知情意のまとまりを回復するにはどうすればいいですか?

高　自分の周りにバリアを作るイメージで、自分の世界を守るのがいいように思います。

胡桃澤　リラックスするのがよいと思います。ヨガ、ストレッチ、気功、太極拳がおすすめです。休息をとり、よく眠ることが大切です。

Q17　健常な人は知情意をほどほどにまとめて生きているのでしょうか？　それは教わらなくても自然にできることなのでしょうか？

高　健常（と呼ばれる）人は、意識しないでも適当に力を抜いたり休んだりして、結果として「無理の状態」が続くのを防いでいるようにみえます。知情意をほどほどにまとめて生きていくために、良い意味で自分の感じ方に沿って自分中心の行動をしているのでしょう。また、それが許される環境にいるのでしょう。

胡桃澤　「健常な人」という言葉がどういう人を表すのかはじっくり考えたほうがよいと思いますが、ひとまず置いておくとして、多くの人は知情意をほどほどにまとめて生きていると思います。ことさらに教わらなくても、身近な人がどのように過ごし、生活しているかを観察し、暮らしを共にすることで身についているのだと思います。

Q18　感情という測れないものはどのように扱えばよいでしょうか？

高　感情は測れないものではありますが、自分の中での比較は可能なときがあります。たとえば不安の一番強いときを一〇とすると今はどれくらいですかなどと質問することで、自分の感情を客観的に眺めて距離をとる練習をすることができます。

感情は自然にわくものなので、こう感じるべきとか、こんな風に感じてはいけないとか思わないほうが良いようです。どんな感情も否定せず、そう感じるのはもっともだよね、と自分に言ってあげるといいと思います。その感情に名前をつけてもいいです。名前をつける作業によって自分の外に出すことで扱いやすくなるかもしれません。

認知行動療法でも、感情そのものを変えるのではなくて、出来事への意味づけや対処行動を変えることによって、結果として感情も変化するようです。WRAP（元気回復行動プラン）も、感情ではなく行動や環境を変えることに力点があるように思います。

ひとりで抱え込まずに安心して感情を出せる場がもてると心強いですね。

胡桃澤　測れなくても扱えるという気持ちがあったほうがよいと思います。よくあるたとえかもしれませんが、今ほど優れた天気予報のない時代でも人間は天気のなかでなんとか生きてきました。今でも地球上の出来事のすべてが測れるわけではないけれどなんとか生きています。宇宙のことになるともっとわからないけれど、そのなかで生きています。測れないものはそのままにしておいてもなんとかなる。測れないからといって慌てる必要はないのです。

感情は気温や気圧のように数字にして測ることはできませんが、色や天気、川の流れ、海の様子などにたとえるとその状態を把握することができます。数字での把握には正確さや客観性で劣るかもしれませんが、本質を把握する力はたとえのほうがあるかもしれません。「荒れたり」「曇ったり」「晴れたり」「雨だったり」「台風だったり」「赤だったり」「青だったり」「あふれ出しそうだったり」「カラカラだったり」です。皮膚の感覚や、おなかの調子にたとえることもできるでしょう。「ヒリヒリしたり」「べたべたしたり」「サラサラだったり」「グルグルしたり」「しくしくしたり」「チクチクしたり」です。測り方はいろいろありますから、気に入ったものを採用して、誰かに伝えてみるとよいと思います。数字で伝えるよりもよく伝わるのではないでしょうか。

そして時間の経過のなかで感情がどのように変化するかをこれらのたとえを利用して把握してみるのがよいと思います。一時間前と今、昨日と今、一週間前と今、一か月前と今、一年前と今というふうに比べてみると、感情の変化が分かりますし、その把握も確かなものになってきます。そうするとだんだん感情を扱えるようになってくるのではないでしょうか。

Q19　目覚め過ぎという言葉についてもう少し教えてください。

高　中井先生は、統合失調症の始まりにおける興奮と不眠について、「頭が冴えて眠れない」「寝てないのに眠くならずにますます頭が冴える」といった、悪循環の増幅状態が、脳や自律神経の何らかの不具合によって起こっていると捉えていたそうです(前兵庫県精神保健福祉センター所長・大西道生氏談。文責・高)。「過覚醒」から「超覚醒」に増幅していくのに、何らかの脳機能の失調でストップがかからなくなる、そのために頭が冴えて世の中全てがわかったようになるのではないかということです。

胡桃澤　中井先生が、統合失調症のはじまりの時期がどういう状態かを伝えるために特別に作り、使っている言葉だと思います。講演のなかでは「目覚め過ぎ」の状態について、「頭が真っ白」「アンテナが過敏になる」「ささいな兆候を先取り、先案じして考えてしまう」「事の大小、優先順位がわからなくなる」「ぽかっと穴が開いたみたいに、記憶がぽかっと抜けてしまう」などと説明しています。私なりにもう少し説明を加えるとすると、目覚め過ぎていない状態でこの文章を読んでいる場合は、この文章に書かれている文字とその内容だけが伝わってゆきますが、目覚め過ぎている状態ではこの文章を読みながらも周りのことが次々に気になり、そのどれもに意識がゆきますので脳にたくさんの情報が一気に流れ込んで、ひとつひとつに対応できなくなります。どれを優先するかがわからなくなりますから、この文章を読み続けることは難しいでしょう。眠っているときは脳が休んでいますが、目覚め過ぎているときは脳は休めず、オーバーヒートに近づいてゆきます。薬などをつかって強制的に脳を休めることが必要になります。

Q20 「家族だからこそ知らなくてもいいこと」とは具体的にどのようなものが挙げられますか?

高 中井先生は家族のロールシャッハテストの結果は知らなくてよいとよくおっしゃっていました。本人の無意識領域まで家族が立ち入ってしまうと、かえって家族関係が不自然になるからだろうかと考えています。

胡桃澤 この質問に答えようとして気づいたことがあります。それは「ああ、私はこの『家族だからこそ知らなくてもいいこと』という表現を使わない。使ったことがない」ということです。中井先生は講演のなかで「家族だからこそ知らなくてもいいこと」という表現を使っています。この質問のおかげで私は自分と中井先生の違いに気がつきました。ありがたいことです。中井先生がこの表現を使っているところ（五一ページ）は、私だったら、「知り合いだから、家族だからといって本人に軽々しく尋ねたり、話したりしないほうがいいです」と言うでしょう。「家族だからといって信頼があるわけではありません。せっかく今ある信頼が、うかつな質問や告白によって崩れてしまうこともあります」と付け加えるかもしれません。

「家族だからこそ知らなくてもいいこと」という言葉は「家族だから」という理由で知りたがり、本人のこころの内側にずかずかと踏み込む人を戒めるために使ったり、「家族だから」という理由で伝えたがり、なんでもかんでも家族にこころの内側をしゃべってしまう人を戒めるために使います。「家族だから」という言葉の多用と乱用を防止するのが目的です。「家族だからこそ知らなくてもいいこと」の内容は「家族だから」という理由で知りたがる人、伝えたがる人によって違います。具体的な内容はその人、その家族によります。

この質問の答えとしては具体性を欠きますが、「知らなくてもいいこと」を一言でいうと「本人が秘密にしたい、知られたくないと思っていること」です。秘密の内容は人それぞれ違いますが、秘密は尊重され、守られる必要があります。無理やり言わせるようなことは医師でも、家族でも、友人でも、役人でもしてはいけません。「秘密」はとても大切なものです。私はこの考えを土居健郎先生の本で学びました。

Q21　悪夢をみたときの対処法はあるのでしょうか？

高　心の傷や秘密とは違って、悪い夢は人に話してしまって良いように思います。中井先生は、内容がだんだん悪くなっていくときは精神科医に相談してほしいとおっしゃっていました。

胡桃澤　あります。まず慌てないことです。目が覚めても悪夢の残像が頭のなかで尾を引いていたり、からだの興奮が残っているときはそれらが鎮まるまで待ちます。夢と現実は別のものですから、悪夢を見たからといって現実が悪くなるわけではありません。悪夢の余韻がいつまでも残り、現実が悪夢によって変化しているような気がしたら、病状が悪化する兆しかもしれませんので、薬を飲むのがよいと思います。悪夢を見ることが多い人は、こういうときに飲むための薬をあらかじめ用意しておくとよいと思います。

Q22 「夢はちょっと副作用がある」が、よく分かりませんでした。どのような副作用でしょうか？

高 おそらく、夢作業で「休止符」がうまく働かないと破局的悪夢になってしまうということではないでしょうか。

胡桃澤 五四ページで中井先生が言っている「夢はだからちょっと副作用がありますね」のところですね。私もこの「夢はだからちょっと副作用がありますね」は、前の文章とどうつながるのかがわかりにくく、意味がよくわかりません。中井先生の話には時々こういうことがあります。中井先生の頭の中ではつながっているので、説明なしで中井先生は話し続けるのですが、中井先生の頭の中にあるのと同じつながりを持っていない人には話の意味がつかめなくなります。私は中井先生の話を聞く機会が何回かありましたが、どうして中井先生が今この話をしているのか、その理由がわからず、困ったことが度々ありました。

さて、この「夢はちょっと副作用がある」の「副作用」ですが、私なりに推測すると、

「夢には休止符を入れないといけないということは、夢に副作用があるからで、その副作用とは、休止符なしで『お話変わって』がないまま夢が続くと、『どんな夢でもどんどん悪いほうに行く』ことを指している」のだと思います。そして、「お話変わって」の休止符が入った夢でも、夢そのものは悪い方向に向かう性質を持っていますから「ちょっと副作用がある」と中井先生は言っているのだと思います。

Q23 ちょっとしたイベントがあると、すぐ興奮し、睡眠にも影響がでます。解決方法はないでしょうか？

高 興奮すると体のどこかに力が入って硬くなっていることが多いです。丹田（たんでん）というおへその少し下を意識した腹式呼吸、ストレッチ、簡単なヨガのポーズ、マッサージ、入浴など、ご自身の取り入れやすい方法でからだをほぐしてみると眠りやすくなるかもしれません。こころの興奮をからだのほうからゆるめて、自律神経を交感神経優位から副交感神経優位にすると眠りやすくなるのではないでしょうか。

中井先生は、眠れないときには我慢せずに抗不安薬や睡眠導入剤、不眠に効くとされる漢方などを服用することを勧めて頓服として処方されていました。薬以外にはホットミルク、ラベンダーやカモミールなどリラックス系のハーブティー、百会（ひゃくえ）という頭のてっぺんにあるツボを押すなどを勧めることもありました。また、「楽しいことも疲れるから注意してね」、「毎日同じように生活できればいいけど、現実にはそれは難しいから、二日続けて無理をしないで、一日頑張ったら次の日はゆっくりすること」、「翌日ではなく翌々日に疲れがでることも多いよ」「旅行は二泊三日がちょうどよい。海外なら時差の少ない一都市滞在型で」と助言をなさっていました。

「興奮をしない」というのは難しいので、興奮はするものと想定して「四八時間で帳尻あわせができるように」と私も患者さんにも勧めていますし、自分でも心掛けています。中井先生も講演の中でご自身の体調について「実際よりも今日は元気なんですが。（笑）明日あたりはぐっすりと休みます」とおっしゃっていますね。

興奮しそうな場面や興奮している自分に気づいたときには先ほどの丹田呼吸法や指先で目の下や鎖骨の下などをトントンと軽くたたくタッピングも即効性があります。何に刺激されやすいのか、自分のパターンに気づいていけると対処しやすいかもしれません。

胡桃澤　早く眠るのがよいと思います。イベントがあって脳が興奮した夜に飲む薬（頓服）を用意しておくとよいでしょう。イベントの翌日も早く眠るようにしたほうがよいです。

また、イベントが連日続かないようにスケジュールを前もって調整しておくことも必要です。

イベントの興奮を鎮める方法が何かありませんか。あなたと同じような悩みをもった人には、イベントが終わったらまっすぐ家に帰らないで、一人で寄り道して喫茶店でお茶を飲んだり、公園で飲み物を飲んでぼーっとしたりしてから家に帰るよう、私は勧めています。

Q24　焦らずにいようと心がけても、いつも焦ってしまう自分に気づきます。焦らないコツがあったら教えてください。

高　焦る、というのはとても人間らしい反応だと思うのです。焦らないでおこうと思うと余計に焦ってしまうので、焦ってもなんとかなる、焦るのは一時的なもの、無理を続けなければなんとかなるから大丈夫、と考える逆療法はどうでしょうか。

焦っている自分に気づけるというのは、素晴らしい強みだと思います。気づいたときはチャンスです。「あ、焦ってる」、「焦ってることに気づいた」と焦っている自分をそのまま受け入れて、「焦り」と名づけて葉っぱに乗せて川に流してしまうなど、イメージ法はどうでしょうか。
焦りを抑えるのにも、Q23で紹介した呼吸法やタッピングなど、からだを使った方法は役に立つと思います。どれも合う合わないは人によって違います。ご自身で試して合いそうなら、取り入れてみてください。

胡桃澤「焦ってしまう自分に気づきます」というのはとてもよいです。焦っている自分に気づくというのはなかなかできません。焦っていると、自分を観察する余裕を失ってしまうからです。ですので、焦っている自分に気づいている分だけ落ち着いているわけです。焦っていると気がついたら深呼吸するとよいと思います。椅子に座ったり、ベッドに横になって深呼吸すると、もっとよいです。焦りが小さくなると思います。
焦らないコツは呼吸を整えることだと私は思います。呼吸を整える方法はいろいろあります。探して、習うとよいと思います。私はヨガの教室に通い、呼吸を整える方法を習いました。

Q25　物事のてきとう、「ほどほど」が自分で判断つきません。どのようにしてつかめるものでしょうか？

高　「ほどほど」は難しいですね。私も自分にとっての「ほどほど」を自分でモニターしていけるようになりたいです。

中井先生は患者さんに自分の「身体感覚にきづいてもらう」ように意識して診察されていました。睡眠、食欲、便通、爪の色、舌の状態、脈拍、足の踵（かかと）など、からだを目安にして自分の変化をモニタリングできるように、ご自分に合った工夫をしていかれると、つかみやすくなるのではないでしょうか。そして、その時々で感じる疲れが、気疲れや人疲れなどの気持ちの疲れなのか、よく運動した後の体の疲れなのか、計算や原稿入力などで頭をたくさん使った後の脳の疲れなのかも意識してみてください。

疲れの種類ときっかけになった対人関係や出来事、それに対する自分なりの対処行動のパターン、影響されてどのように生活リズムの変化が起こるか、などを目安にしてみてください。そうすると、どれぐらいだと「ほどほど」でおさまるか、自分なりのほどよいペースがわかってくるように思います。

胡桃澤　「ほどほど」が自分で判断つかないとわかっているのはとてもよいことです。一つ前の質問で「焦ってしまう自分に気づきます」のと同じです。自分がどのような状態であるかわかっているということは、自分を観察する自分があるからです。

「どのようにしたらほどほどがつかめますか」と診察で尋ねられたときは次のような方法を勧めています。まず何かをするときは、前もって何分間続けるかを決めておきます。三〇分に一回あるいは四〇分に一回は必ず休憩をして、疲れを確かめます。何かをしている最中は、今していることに集中してしまうので、疲れを感じられなくなっている場合が多いからです。疲れを知らずにやり続けると「ほどほど」を通り越してしまいます。誰かと話をするときや、何かの集まりに参加しているときも同じように三〇〜四〇分に一回、トイレに行くなどして休憩するとよいと思います。

もうひとつ、この質問の答えを考えていて、思いついたことがあります。それは「ほどほど」が判断できない集団がかなりあるということです。こういう集団に所属していると「ほどほど」の判断ができないほうが、とりあえずは集団に適応できますから、楽です。しかし、「ほどほど」を知らずにやり続けた後の疲れはかなり大きくなるでしょう。もしかすると、『ほどほど』が自分では判断つかない」ということを家族や職場の人に話してみると、「私もそう」という返事を返す人が何人かいるかもしれません。『ほどほど』を自分で判断するのは難しい」という仲間を見つけて増やし、「ほどほど」を大切にする集まりをつくることが「ほどほど」を知り、「ほどほど」で生きるために役立つのではないかと思います。今の世の中に「ほどほど」を取り戻すことは将来のために必要な取り組みのような気がします。

謝辞——あとがきにかえて

この本がうまれたのは、『中井久夫と考える患者シリーズ４　統合失調症と暮らす』（ラグーナ出版、二〇一八年）に掲載された中井先生の講演「精神科の病と養生」について、胡桃澤伸先生を通じてラグーナの川畑善博社長から筆者に問い合わせを受けたのがきっかけである。同講演を主催した兵庫県精神保健協会の事務局が、偶々筆者の職場に置かれていたからだ。

そのやりとりの中で、森越まや先生からいただいた丁寧なお手紙とラグーナ特製ノートのお返しになればと、中井先生原画の絵はがきと尼崎市保健所が主催した講演会の古いテープ起こし記録をお送りした。その時はまさかこの短い講演録が出版されるとは思ってもいなかった。

ラグーナの方々はささやかな贈り物を驚くほど喜んでくださった上に、一冊の本という形にまで仕上げてくださった。貴重な原稿を長年眠らせていた不明を恥じるとともに、適切な出版社とめぐりあう時期を原稿が待っていたのかもしれないとも感じている。

第一章の講演では、中井先生の語られる背景に膨大な知見が込められている。注をつけるうちに、読者の方々に先生の芳醇な文体に生のまま触れていただきたくなって、ついつい引用が多くなってしまった。また、編集部の要望もあり、筆者の個人的経験や意見なども加えている。注というには変則的な内容になった責任は筆者にある。どうかご寛恕いただければ幸いである。

第二章なくしては、この本は成立し得ない。そこに中井先生はおられないけれども、考える患者さんたちの中に息づいていて、真摯な対話が繰り広げられているかのようだ。

中井先生の話題に「鹿児島の患者さんたちの出版社」が増えだしたのは、二〇一一年の秋頃からだったと記憶する。『中井久夫と考える患者シリーズ』刊行にあたっては、「ボクの考えが患者さんに認めてもらえたことが何より嬉しい」と謙虚に喜んでおられた。『シリーズ』と同様に、この章で語られる、患者さんたちのさらなる思索もまた、多くの方の生きる希望につながるようにと願う。

第三章では、考える患者さんたちの鋭い問いの数々に、こんなもので答えになっているのだろうかと悩みつつ原稿を送った。すぐに星礼菜さんからやさしさにあふれた感想をいただき励まされた。中井先生のいわれる「こころのうぶ毛」に触れた感じがした。一生の宝物にしたい。

胡桃澤先生とは全く打ち合わせずに各々で回答を作った。驚くほど似た答えや、相手の続きで書いているような内容もあれば、考えの違うところもある。胡桃澤先生の練りに練られた文章をお届けできるだけでも、この本の企画が実現して良かったと思う。

「わからない」と言い合える関係が大切だと書きながら、「わからない」と言えずに、ひたすら文献を調べて「回答強迫」のようになっていく筆者とは対照的に、胡桃澤先生は率直に「わかりません」「ごめんなさい」と書いておられる。校閲者とのやりとりなども明らかにされているのは、決して内輪話などではなく、「断る能力」や「秘密を持つこと」の治療的意味、「言葉は変奏されて（読み手の経験や解釈を通して）伝わること」などを患者さんと読者に伝えようと意図されてのものだ。身をもって患者さんに答えておられる姿勢から学ぶものが筆者には多くあった。

さて、統合失調症の未来はどうなっていくのだろうか。『中井久夫と考える患者シリーズ1 統合失調症をたどる』（ラグーナ出版、二〇一五年）で、中井先生と森越先生が対談されているとおり、「統合失調症の概念を問い続ける」努力はこれからも続いていくのだろう。

統合失調症治療における「対話」という営みが注目を浴びる昨今である。患者さんとの対話を重ねてきた中井先生の臨床観は意味を持ち続けるだろう。先生は講演の中で、人間にとっての「情」の重みについて触れておられる。先生は「知」も「意」も優れておられるのは言うまでもないが、実際にその臨床を支えているのは「情」の部分も大きくて、先生の患者さんが治るのは、先生の「情」が相手に伝わるからではないかと筆者は思う。

元々の原稿は、酒井ルミ先生からいただいたものだ。酒井先生、胡桃澤先生、筆者の三人には、中井門下であるだけでなく、二年目の研修医時代を兵庫県立尼崎病院で過ごしたという共通点がある。大西道生先生、髙木敬三先生には大変お世話になった。中井先生の陪席時に教えを受けた安克昌先生、岩井圭司先生、小川恵先生、金光洙先生も、尼崎病院で研修された先輩であった。諸先生方には中井先生とのつながりの中であらためて感謝いたします。

長すぎる注にも一切文句をつけずに「心残りのないように」と許してくださった川畑社長、くどすぎる筆者の文体さえ褒めてくださった森越先生、真摯な質問をくださった考える患者さんたち、丁寧な校正をしてくださったり、見学に伺った筆者に親切に対応してくださったりしたラグーナ出版で働くみなさん、ほんとうにありがとうございました。

最後に、中井久夫先生と中井玲子先生に心からのお礼を申し上げて、あとがきにかえさせていただきます。

二〇二〇年二月　鹿児島紅の香るころ

著者を代表して　高　宜良

付録――仕事のみならず、一般に生活再開に当っての助言

一　同時に新しいことを二つ始めない。それは、ヤマ場が重なったら、一つずつなら越せるものでも越せないということがあるからだ。〝One time one thing〟（小田実のモットー）

二　一日のうちでは、午前一一時ごろと食後の二時から三時くらいは、疲れて眠くなるのが自然であること。この根拠としてはいろいろな説を労働科学から引用できるだろうが、どのようにするにせよ、一日をのっぺらぼうな時間と観念するよりもよい。患者は「超正常人像」に照らして「自分だけが疲れる」「昼食後ねむくなるのは自分だけだ」と考えてしまうか「薬のせいだ！」として廃薬することが少なくない。

三　仕事をはじめた第一日は一週間ほど長く、第一週は一ヵ月ほど長く感じる、これがだんだん短くなる。そうならなければ、ひょっとしたら仕事が合わないのかも知れない。

四　七日目、三〇日から四〇日目、九〇日から百日目、それから三ヵ月ごと、一年目。このあたりは疲労しやすく、仕事がやめたくなる。しかし、それは自然なことで、一時的であり、調子を少しおとすか、いっそ休むと、また力が出てくる。だから「もうダメだ」と思う必要はない。一年もてば三年もつだろう。あとは仕事との合い性である。

七日とは、あるところの就職放棄のピークより少し前をとったのだ。三〇―四〇日は、戦後一時期の労働争議期間の平均と戦争医学において古参下士官の起こす〝戦闘消耗〟までの期間、三ヵ月は多くの生理的周期でもある。仏教の初七日、四九日、百ヵ日、一周忌と重なるのは偶然かも知れないが、あるいは「喪の作業」の節目に関係者一同会合し、ごちそうをたべて励まし合う機微があるのかも知れない。中里均は別の周期(一〇日、三〇日、三ヵ月)を提出しているが、大差はなく、いずれにせよ時間はのっぺらぼうでないほうがよく、一時的なものを恒久的と考えやすい悲観論者である患者への支持となる。実際、患者が疲労を訴えてきた時、数えてみるとその時期に当たることが多く、「予見されていたことだった」という発見が患者の気持を大いに軽くしているようである。たまたま、私の周期は、四月から新しいことを始めるとすれば、順々に「連休」「お盆」(新暦)、「秋の〝シルバー・ウィーク〟(運動会や文化祭も休みやすい)」、「正月」に当たり、めだたず手が抜けることになる。

五　「一日の苦労は一日にして足れり」は理想かも知れないが、四八時間で〝収支〟を合わせれば、まず大丈夫である。つまり、一日やりすぎたと思ったら翌日は手を抜く。一日睡眠不足なら翌日はさっさと寝る(多くの非患者があまり意識せずに実行していることだと私は観察する)。

六　二日睡眠不足がつづき、三日目に頭が冴えてきて「今までの自分は半分寝ていたようなものだ、今こそほんとうの自分がついに生まれた」と思ったら、それは残念ながら行き止まりの途に入りかけたので、すぐ来てほしい。一般に寝不足の頭で考えたことは、よく寝た頭で考え直すと、がっかりするほど大したことがないようで、これは経験がおありではないか。この辺に気をつければ、まず再発はしない(「再発の怖れ」への限界づけ)。たいていの人間は二日も眠らなければ欲も得もなく眠くなるもので、ますます冴えるのは長所のようだが、長所とみえるものが危ないことはよくあって、病気になるならぬの差はもとを辿れば紙一重かも知れない。誰しも弱点の一つや二つはあるもので、心得ているかどうかだ(これは自尊心を低めない表現だと私は思う)。

七　楽しいことも、それなりに疲れるものだ。成功した旅行でも、友人との談論でも(向井功氏の示唆)。

八　治療という大仕事を別に続けながらであるから、他の人並みの仕事をしていることは、その人よりも多くの仕事をやっていることになる。無理がかかってもふしぎでない。無理に人並みを心がける必要はない(こう考えるとかえって能率が上がるようである)。

九　薬は、その人が無理していなければ、水のように何とも感じず、無理をすると眠くなるように処方する。無理をしても一寸それを感じるのが遅れるところがあるのを薬で補っているわけだ(思い当たるふしがある人は少なくない)。「眠くなったら休憩しなさい」という信号と思って、そうしてほしい(そしてそのような処方のポリシーをとる)。

十　薬はだから保険のようなものでだんだん身体からの警告が分かるようになると必要性は下ってゆくから、教えてほしい（実際にそれが分かるようになった患者から応時服薬に切り替えてゆく。あるいは〝保険〟としての最小量服薬に）。

中井久夫『最終講義』（みすず書房、一九八八年）より

■著者略歴

考える患者たち

ラグーナ出版で働く、統合失調症のある患者5名。ラグーナ出版では31名の精神科の患者が働いており、うち16名が統合失調症を抱えている（2020年2月現在)。あいは事務部、有川、エピンビ、星礼菜は編集部、松元は制作部に所属。

高 宜良（こう ういりゃん）

1965年大阪市生まれ。精神科医。1990年、神戸大学医学部卒業後、神戸大学医学部附属病院および兵庫県立尼崎病院にて精神科研修。1997年、神戸大学大学院医学研究科修了、博士（医学)。幸仁会阪本病院、松本神経内科病院、神戸市立西市民病院などを経て、現在、兵庫県精神保健福祉センター参事兼兵庫県立知的障害者更生相談所参事。共著書に「分裂病の精神病理と治療7―経過と予後」(星和書店、1996)、「中井久夫共著論文集 分裂病・強迫症・精神病院」(星和書店、2000)、「シリーズこころとからだの処方箋11 非行―彷徨する若者、生の再構築に向けて」（ゆまに書房、2007）など。

胡桃澤 伸（くるみざわ しん）

1966年、長野県生まれ。劇作家。精神科医。大阪、東京、千葉の病院に勤務。「統合失調症のひろば」（日本評論社）などに精神科についての文章を発表している。劇作家として「くるみざわしん」の筆名で関西を中心に上演を続けている。「同郷同年」が「日本の劇」戯曲賞2016と第25回OMS戯曲賞大賞、「忠臣蔵・破　エートス／死」が2019年文化庁芸術祭新人賞を受賞。2018年に新宿で初演した「精神病院つばき荘」はその後、静岡、沖縄、京都など各所に招かれ上演が続いている。

■編者略歴

森越まや（もりこし　まや）

1960年、東京生まれ鹿児島育ち。株式会社ラグーナ出版代表取締役、ラグーナ診療所院長、NPOポラーノ・ポラーリ代表理事。精神科医。1987年より、東京都下の精神科病院、関東医療少年院（法務医官)、鹿児島、沖縄の精神科病院に勤務。イギリス、イタリアでの生活を経て、2006年、患者・医療スタッフと「NPO精神をつなぐ・ラグーナ」を設立。2008年、株式会社ラグーナ出版、2016年、ラグーナ診療所を設立。2019年12月、NPOポラーノ・ポラーリを設立。子どもからお年寄りまで安心して暮らせるまちづくりを目指す活動を行っている。

■著者略歴

中井久夫（なかい・ひさお）

1934年奈良県生まれ。京都大学医学部卒業。神戸大学名誉教授。精神科医。精神医療の臨床、研究に携わるばかりでなく、文学、詩、絵本の翻訳、エッセイなどの文筆家としても知られる。1985年芸術療法学会賞、1989年読売文学賞(翻訳研究賞)、1991年ギリシャ国文学翻訳賞、1996年毎日出版文化賞を受賞。また阪神淡路大震災時のメンタルヘルスケアの功績などにより、2013年文化功労者に選ばれた。

著書に『分裂病と人類』（東京大学出版会、1982)、『精神科治療の覚書（日本評論社、1982)、『治療文化論』（岩波書店、1990)、『看護のための精神医学』（共著、医学書院、2001)、『いじめのある世界に生きる君たちへ』（中央公論新社、2016)、『中井久夫著作集――精神医学の経験』全6巻別巻2（岩崎学術出版社、1984－91)、『中井久夫集』全11巻（みすず書房、2017－19)、統合失調症の患者とともに編集した『中井久夫と考える患者シリーズ』全4巻（ラグーナ出版、2015－18）など、多数。

中井久夫講演録

統合失調症の過去・現在・未来

二〇二〇年　三月十六日　第一刷発行

著　者　中井久夫・考える患者たち
　　　　高　宜良・胡桃澤　伸

編　者　森越まや

発行者　川畑善博

発行所　株式会社 ラグーナ出版
　　　　〒八九二－〇八四七
　　　　鹿児島市西千石町三－二六－三F
　　　　電話 〇九九－二一九－九七五〇
　　　　URL http://www.lagunapublishing.co.jp/
　　　　e-mail info@lagunapublishing.co.jp

装幀　星礼菜

印刷・製本　シナノ書籍印刷株式会社
定価はカバーに表示しています
乱丁・落丁はお取り替えします
ISBN978-4-904380-92-5 C3047